慢性肾病

防治与调养全书

徐大基 编著

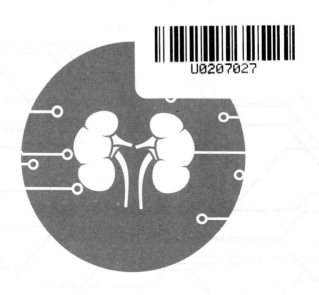

中国医药科技出版社

内容提要

本书共分四个部分，内容涵盖慢性肾病的中西医概念、成因、发病情况、中西医治疗与调养方案，还详尽地阐释了各种慢性肾病的饮食疗法、运动养生及情志调摄的具体措施。

全书不仅内容丰富、具体、可读性强，还配有照片、表格和案例分析，全书图文并茂，通俗易懂，适合广大慢性肾病，以及糖尿病、高血压、痛风、心脑血管病等与肾病密切相关疾病的患者及家属阅读参考。

图书在版编目（CIP）数据

慢性肾病防治与调养全书 / 徐大基编著 . — 北京：中国医药科技出版社，2016.9

ISBN 978-7-5067-8670-6

Ⅰ . ①慢… Ⅱ . ①徐… Ⅲ . ①慢性病—肾病（中医）—中医治疗法 Ⅳ . ① R256.5

中国版本图书馆 CIP 数据核字（2016）第 197790 号

美术编辑 陈君杞

版式设计 锋尚设计

出版　中国医药科技出版社

地址　北京市海淀区文慧园北路甲 22 号

邮编　100082

电话　发行：010-62227427　邮购：010-62236938

网址　www.cmstp.com

规格　710×1000mm $^1/_{16}$

印张　14$^1/_2$

字数　159 千字

版次　2016 年 9 月第 1 版

印次　2022 年 9 月第 5 次印刷

印刷　北京市密东印刷有限公司

经销　全国各地新华书店

书号　ISBN 978-7-5067-8670-6

定价　29.80 元

弟子徐大基博士赴香港前任广东省中医院主任医师、广州中医药大学教授，从事中医、中西医结合肾病临床、科研以及教学工作二十余年。2001年始师事于余，深悉其中医造诣深邃，又兼通现代医学，从中西医结合方面探索肾病治疗与调养，卓有成效，积累了丰富的临床经验。其人谦虚勤奋，尊重师长，数度来哈求学问道；有时余到穗传道授业，师生见面格外亲切，推演学术，畅叙人生，共鸣者多。知其业务繁重，虽不能长期侍诊于案前，然其精研余之著作，临床每遇疑难，辄以书信或电话联系求解。日积月累竟大有所成，尤为难能可贵之处，其不分门派，博采众长，精益求精，凡有助于提高中医疗效之方法，皆兼收并蓄，遂学识日进，在病人及同道中享有口碑，确是中医界后起之杰出人才，为中青年中医之佼佼者，作为导师，余深感欣慰！2008年以优才赴港任职于香港浸会大学中医药学院，在港临证、教学倏尔五年，应用纯中医治疗肾病又有了新体会。

弟子务实临床，善于思考和总结，在紧张的诊务、教学之余，勤于笔耕，现结合香港行医之体会，编著《慢性肾病防治与调养全书》，初稿示余，耳目一新。此书内容涉及慢性肾病之诊断、治疗、预防与调养等方面。熔中西医医理、疗法于一炉，兼顾香港及内地中医治疗肾病特色，全面系统而又简明扼要，既有理论探讨，又有实证案例，兼有名家经验和学术进展，诚为弟子长期临床、学习总结；又是广大肾病患者朋友日思暮想之问题汇集。本书内容丰富且通俗易懂，可读性强，对从事中医及中西医结合肾病工作者有一定参考价值，对广大肾病患者之治疗与调养更有借鉴裨益，实为难得之佳作，爰乐为之序。

张琪

丙申年夏

徐大基医生于1992年中医内科硕士研究生毕业后任职于广东省中医院肾内科，从事中医内科与中西医结合治疗肾病的临床、教学和科研工作。当时，作为国家中医药管理局确立的全国五个肾病中心之一的广东省中医院肾内科正式筹建。在这样的背景下，徐大基医生被先后派到广州中山医科大学第一医院进修血液净化，于北京医科大学第一医院肾内科进修肾病病理与临床。在北京进修期间荣获该院"优秀进修医生"称号。其后，又多次参与各种专科进修深造，如北大医院举办的全国肾科主任学习班与华西医科大学循证医学学习班等。

1997年被原国家人事部、原卫生部及国家中医药管理局确定为全国第二批全国名老中医药专家学术继承人，拜师于我。跟师三年中，勤勉好学，锐意进取，善于总结，继承和发扬了导师的临床经验和学术思想，其中包括现代中药药理的学习等。2001年又师从全国名老中医、国医大师张琪教授，再次得到名师大家的指点与亲炙，临床与理论水平得到了进一步提高。

现代综合性中医医院的高层次人才大多数为复合型人才，也就是既要有扎实的中医基础、能用中医解决临床问题的真本领，又要有过硬的西医基础理论与纯熟技能以应付现代临床所需，同时更要具有正确的、融会贯通的思维方式。所幸，徐医生在广东省中医院这所现代化中医医院的大熔炉里摸爬滚打十六年，通过多种学习方式，博采众长、兼收并蓄，练就了扎实的中西医基础，培养了良好的思维方法，理所当然地成为这样的复合型人才。

徐医生被遴选为广东省"千百十工程"优秀人才及广东省中医院"青年拔尖人才"。曾担任广州中医药大学第二临床医学院肾内科教授、主任医师和硕士研究生导师。临床中，他始终坚持以病人利益为中心，显示高尚的医德医风；他具有良好的医生素质与过硬的临床基本功，能够熟练掌握肾科常规手术的操作规程，如腹膜透析植管术、颈内静脉插管术及肾穿刺病理活检术等。

徐医生跟我学习与共事，整整十六年，可谓亦师亦友。作为导师，我见证了他的成长，见证了他从一名普通医生，一步一个脚印地成长为主任医师、教授。他始终工作在临床一线，把本职工作做到极致。对待病人如亲人，多次获得患者的书面表扬，被患者视为心目中的好医生。对待同事，他具有良好的团队协作精神，得到大多数同事的认同。对待学生，认真负责，因材施教，深受学生欢迎，多次被评为广州中医药大学"优秀教师"和"优秀临床带教老师"等荣誉称号。

2008年，徐医生循"优秀人才"入港，任职于香港浸会大学中医药学院，从事临床、教学等工作。到港后，他仍与我保持多种方式的联系，共同探讨中医药学术及在香港如何进一步发展中医药事业。我也曾多次到港参加一些学术活动，并曾担任香港中医药管理委员会中医临床执业考试的境外主考等，因此对香港中医现状也有所体会。香港中医的发展，应该重视中医专科之路；同时，可借鉴内地中医药发展的经验，充分发挥中医药在基础医疗保健等方面的作用。徐医生顺势而为，与香港同仁一起在纯中医环境下，不仅充分发挥中医药对慢性肾病的专科治疗作用，同时在推广中医药防治慢性肾病的科普知识方面也付出了极大努力。这本《慢性肾病防治与调养全书》正是他在紧张的工作之余，焚膏继晷，不避寒暑，集长期临床一线的工作体会并结合不断的知识更新，衷中参西，取百家之长，成一家之言。

全书以中医理论体系为主旨，内容丰富、专业性强。同时参合西医理论与常规，语言精练、通俗易懂。着重就中医药如何治疗慢性肾病，提出了清晰的思路和方法，强调了中医治疗的整体性、方证对应性。并附录了诸多典型的临床医案与个人多年的研究成果，客观评价和印证了中医药在慢性肾病治疗中的作用。尤其是关于慢性肾病的预防、饮食与调养等内容更具实用价值。

相信本书不仅是值得广大肾病患者参考的科普读物，亦是广大中医与中西医结合专业人士值得借鉴的专业著作。故本人乐于向广大患者朋友及各位同道全力推荐。是为序。

黄春林

丙申年夏

由于社会、环境、饮食结构以及生活方式的改变等原因，慢性肾病成为一种常见病和多发病。早期诊断和早期治疗对改善慢性肾病的预后至关重要。然而，遗憾的是许多慢性肾病患者并没有得到早期诊断；而有的患者虽然获得早期诊断，却因未能得到及时、合理的治疗而耽误了病情。

肾病早期大多可能没有特殊的症状，但最普通的尿检或可早期发现肾脏疾病。但遗憾的是这些情况往往被忽视了。

中医治疗慢性肾病源远流长。但却有一些人士由于认识上的不足，或存在着某些误解和偏见，或出于利益上的冲突，而常常告诫肾病患者不要看中医。这使得很多患者失去了最佳的早期中医治疗的机会。其实，在通常情况下，早期中医介入治疗慢性肾病，对提高疗效、改善预后有重大的意义。到了晚期，其保守治疗的窗口已经缩小，而替代治疗耗费巨大，严重影响了患者的生活质量。

在香港目前中医还没有明确的专科分化，许多中医属于全科医师。事实上，肾病患者还是应该选择具有专科背景的中医来就诊。由于香港地区中医发展滞后，患者对中医能否治疗肾病及如何治疗肾病常常不甚清楚，就诊时难免有很多问题要问；非专科医师对这种专科性特别强的肾病，应该如何合理用药、合理指导患者，可以说还存在很多盲区。在临床中，我力图对每一位患者提出的任何问题都做出清晰而简要的解释。有的一时还回答不了，则经过认真查阅资料求证后再作答。这一过程实际上是一个循证的过程，也是我不断学习新知、总结经验的过程。我编写本书所需的很多资料正是从这一过程中获得的。

在编写本书的过程中，笔者力图把多年来在两地的行医经验和从师的学习心得，结合相关的文献学习，以及长期研究的体会融入其中，希望对肾病患者朋友有所裨益；也希望对业界同道有一些参考价值。

自2005年以专才入港工作一年，到2008年作为优才再度入港，迄今已经跨越了十个年头。十年如白驹过隙，当年满头青丝，如今也已经两鬓染霜。所幸，十分高兴的是获得了越来越多的患者朋友的信任，每当以中医药方法为患者解除疾苦，便感到由衷地欣慰！同时也深感香港中医的发展，离不开走专科的道路。

特别感谢许许多多患者朋友长期的信任和支持！是患者朋友真诚的意见促成了本书的编写。

感谢我的忘年朋友、香港仁济医院前任总理吴佛祥先生，我尊敬的香港朋友林宝荣女士、何耀华女士多年来对我在港生活的关心。当我初到香港时，他们都给予了热情的鼓励，让我在刚刚踏上一个陌生的土地时感到了亲切和温暖。

感谢张同君老师对本书出版给予的大力支持。

感谢广州市百代专业设计师区咏及黄永森老师为本书制作了精美的专业

插图；感谢我的学术知己、著名中西医结合专家江厚万教授对本书编写给予的指导；以及我的好友褟雅仪博士作为本书第一位读者，利用业余时间对本书的修改提出了宝贵而详尽的意见。

由衷地感谢尊敬的导师、国医大师张琪教授和尊敬的导师、广东省名中医黄春林教授分别为本书撰写了热情洋溢的序言；感谢张琪教授、黄春林教授、胡源民老师等三位导师多年来悉心传授慢性肾病中医治疗的宝贵经验；感谢德高望重的国医大师邓铁涛教授多年来的诸多关心和指导。

感谢我家人长期以来默默的支持和理解，谨将本书献给我敬爱的父母，祝愿我的父母和天下父母健康长寿！

本书是在业余时间完成的，虽力图全面、准确，但终因时间、能力所限，书中定有不少错误疏漏，本着学术交流、经验分享的目的，诚恳地希望各位读者朋友在阅读时给予批评指正。如有任何专业问题也欢迎讨论。

徐大基

丙申年夏
于香港浸会大学中医药学院

CONTENTS | 目录

第一部分 ▶ 慢性肾病患者必知常识

一、认识慢性肾病……002

慢性肾病新概念与分期……003

慢性肾病的分期——如何判断肾病
的病变阶段……004

慢性肾病如何分类……004

慢性肾病在临床上有何特点……005

慢性肾病的发病原因有哪些……006

慢性肾病加重与进展的危险
因素……007

慢性肾病的高危人群……008

老年人易患上的慢性肾病……009

中、西医有关肾的概念有何
不同……010

二、诊断慢性肾病……012

中、西医诊断……012

慢性肾病的临床表现……014

慢性肾病常见检查……019

**三、治疗慢性肾病的整体方案与
药物**……025

慢性肾病的治疗原则……025

中医能否治疗肾病……026

什么情况下可进行中医治疗……027

肾病治疗的常见中药剂型……027

慢性肾病常见的中医疗法……028

慢性肾病常用西药及治疗法……032

第二部分 ▶ 常见慢性肾病治疗与中医调养攻略

一、慢性肾炎……040

病因……040

诊断……041

西医治疗……042

中医治疗……043

饮食与调养……045

预后与随诊……045

二、原发性肾病综合征……046

病因……046

诊断……046

西医治疗……048

中医治疗……050

饮食与调养……052

预后与随诊……053

三、IgA肾病……056

病因……056

诊断……056

西医治疗……057

中医治疗……059

饮食与调养……060

预后与随诊……061

四、慢性间质性肾炎……063

病因……063

诊断……064

西医治疗……065

中医治疗……065

饮食与调养……066

预后与随诊……067

五、多囊肾……067

病因……067

诊断……068

西医治疗……069

中医治疗……070

饮食与调养……071

预后与随诊……071

六、高血压肾病……072

病因……072

诊断……073

西医治疗……075

中医治疗……076

饮食与调养……077

预后与随诊……078

七、狼疮性肾炎……079

病因……079

诊断……080

西医治疗……082

中医治疗……083

饮食与调养……084

预后与随诊……085

八、尿酸性肾病……085

病因……086

诊断……086

西医治疗……087

中医治疗……088

预防与调养……090

预后与随诊……091

九、糖尿病肾病……091

病因……091

诊断……092

西医治疗……094

中医治疗……097

预防与调养……099

预后与随诊……100

十、乙型肝炎病毒相关性肾炎……100

病因……101

诊断……101

西医治疗……102

中医治疗……103

预防与调养……103

预后与随诊……104

十一、过敏性紫癜性肾炎……106

病因……106

诊断……107

西医治疗……107

中医治疗……108

预防与调养……109

预后与随诊……110

十二、尿路感染……110

病因……111

诊断……112

西医治疗……113

中医治疗……114

预防与调养……116

预后与随诊……117

十三、尿路结石……119

病因……119

诊断……120

西医治疗……121

中医治疗……123

预防与调养……126

预后与随诊……127

十四、梗阻性肾病……129

病因……130

诊断……131

西医治疗……132

中医治疗……132

预防与调养……134

预后及随诊……134

十五、药物性肾损害……135

什么是药物性肾损害……135

药物性肾损害的特点……136

中药肾毒性……139

注意药物的过敏反应……143

第三部分 ▶ 慢性肾衰中西医治疗方案速查

一、诊断……146

慢性肾衰的基本概念 ……146

慢性肾衰的诊断……151

二、慢性肾衰的治疗……153

中医治疗方案……155

西医治疗方案……161

第四部分 ▶ 慢性肾病预防与调养指导

一、慢性肾病的预防……180

慢性肾病的三级预防与中医治未病
原则……180

延缓慢性肾病的进展……182

预防慢性肾病并发感染……183

慎防心脏病……184

慢性肾病需慎防骨质疏松……186

二、慢性肾病的调养……188

饮水原则……188

合理限盐……189

摄取合理的蛋白量……190

优质蛋白质饮食的实施……192

避免血钾升高……196

低磷饮食……201

饮食宜忌……207

保持大便通畅……208

保暖防寒……209

精神调养与睡眠……210

穴位按摩……211

避免吸烟……211

体重管理……212

运动调养……212

慢性肾病的随诊 ……214

参考文献……217

后记…………218

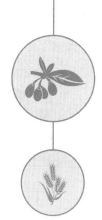

第 一 部 分

慢性肾病患者
必知常识

一、认识慢性肾病

　　国际肾病学会和国际肾脏基金联合会都提出一个倡议，把每年3月份的第二个星期四定为世界肾脏日（World Kidney Day）。2006年3月9日被定为第一个世界肾脏日，以此提醒人们对肾脏保健的关注。

　　肾脏位于腰背部脊柱两侧，左右各一，两侧肾脏形状似蚕豆，每个肾脏厚3~4cm，宽5~6cm，长10~12cm。肾脏重100~150g。肾上端达第11、12胸椎水平，下端与第3腰椎齐平。由于右侧有肝脏的关系，右肾比左肾位置略低。

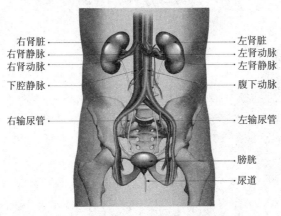

图1-1　肾脏

　　肾脏为实质器官，其内部结构大体上可分为肾实质和肾盂两部分。肾单位是肾脏结构和功能的基本单位，每个肾脏有100万个肾单位，每个肾单位都由一个肾小体和一条与其相连通的肾小管组成。

　　肾小体由肾小球和肾小囊组成。

　　肾小球为血液筛检结构，肾小球毛细血管壁构成过滤膜，从内到外有三层结构：内层为内皮细胞层，为附着在肾小球基底膜内的扁平细胞，上有无数孔径大小不等的小孔，小孔有一层极薄的隔膜；中层为肾小球基膜，电镜下从内到外分为三层，即内疏松层、致密层以及外疏松层，为控制滤过分子大小的主要部分；外层为上皮细胞层，上皮细胞又称足细胞，其不规则突起称足突，其间有许多狭小间隙，血液经滤膜过滤后，滤液入肾小球囊。在正常情况下，血液中绝大部分蛋白质不能滤过而保留于血液中，仅小分子物质如尿素、葡萄糖、电解质以及某些小分子蛋白能滤过。

　　肾小管与肾小囊壁层相连的一条细长上皮性小管，具有重吸收和排泌作用。肾小管的主要生理功能是回吸收原尿中的水、电解质以及营养物质，如葡萄糖、氨基酸等；其次是分泌H^+、K^+以及有机物质、排泄废物，如尿素及有机酸等。此外，尿的浓缩和稀释也是肾小管的重要生理功能。

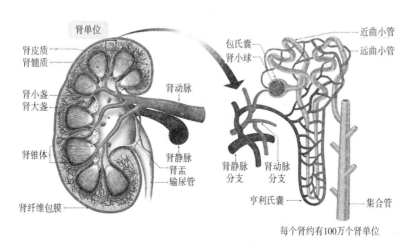

图1-2　肾脏解剖图

慢性肾病新概念与分期

　　慢性肾病的新定义为肾脏损伤或肾小球滤过率（glomerular filtration rate，GFR）<60ml/（min·1.73m²），并持续3个月以上，即为慢性肾病。以

下两种情况都可定义为慢性肾病。

（1）肾脏损伤，包括肾脏结构或功能异常超过3个月或以上，可以有或无GFR下降，可表现为下列异常：病理学检查异常，肾损伤的指标呈阳性（包括血、尿成分异常或影像学检查异常）。

（2）GFR<60ml/（min·1.73m^2）超过3个月或以上，有或无肾脏损伤证据。

慢性肾病的分期——如何判断肾病的病变阶段

慢性肾病根据肾小球滤过率下降程度，可分为以下五期。

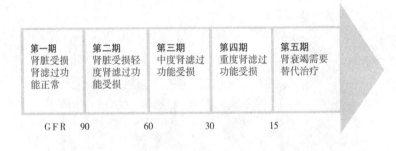

图1-3　慢性肾病分期

说明：GFR（肾小球滤过率）：单位为ml/（min·1.73m^2），正常GFR为90~120ml/（min·1.73m^2）

慢性肾病如何分类

慢性肾病的分类方法多种多样，有的按照病因分类，如分成免疫性肾病、感染性肾病、代谢性肾病、梗阻性肾病等。有的按照病变部位分类，如分成肾小球疾病、肾小管间质疾病、肾血管病变等。最为常见的则按原发性与继发性来分类。

表1-1 原发性和继发性肾病

原发性肾病
·原发性肾病综合征、原发性肾小球肾炎
·先天性肾或输尿管发育不良及遗传性疾病，如先天性多囊肾、遗传性肾炎等
继发性肾病
·高血压肾病
·糖尿病肾病
·高尿酸血症（痛风）性肾病
·过敏性紫癜性肾炎、过敏等因素导致的间质性肾炎
·狼疮性肾炎
·其他器官恶性肿瘤性肾损害
·乙型肝炎病毒相关性肾炎
·肾结石、泌尿系统感染、前列腺增生、肿瘤引起的各种梗阻性肾病
·药物性肾损害
·其他，如血管病变导致的缺血性肾病等

慢性肾病在临床上有何特点

为何有的患者会不知道得了肾病？这主要是因为慢性肾病临床上有两个显著的特点：

1. 症状隐匿性

很多时候患者得了肾病一点征兆都没有，主要是由于肾脏有很强的代偿功能。

正常情况下，每个肾脏有100万个以上的肾单位，当慢性肾病发展到一定阶段，出现部分肾功能丧失的时候，其余健全的肾单位会增强其功能以排除体内毒素，此时临床上可无症状，血肌酐等指数也不升高，这种现象临床上称为肾脏的代偿功能。

肾脏强大的代偿功能使肾病早期可能没有症状，个别患者甚至肾功能严重下降都没有明显症状。很多慢性肾病是在体检时发现的，因此必须充分重视必要的体检，如查尿常规可以了解许多肾病的情况，否则容易造成漏诊。

2. 缺乏特异性

肾病的症状常常不是肾病本身所特有的，如病人出现倦怠、乏力、食欲减退等均缺乏特异性，不易引起人们的关注及警觉，临床容易被忽视。如果无此意识，不做尿化验等检查，就容易造成误诊。

慢性肾病的发病原因有哪些

1. 中医的认识

从中医学角度来说，人体疾病的发生与正气和邪气两方面因素有关。

正气，是指人体的功能活动（包括脏腑、经络、气血等功能）和抗病、康复能力；邪气，则指各种致病因素。

表1-2　慢性肾病的中医病因病机与特点

病因病机	特点
外感六淫	包括风、寒、暑、湿、燥、火。细菌、病毒导致肾损害，或诱发肾炎或加重肾损害。过度的阳光照射则可诱发狼疮
疫疠	包括一些传染性疾病，可直接造成肾损害
内伤七情	包括持久的喜、怒、悲、思、忧、恐、惊，均可能影响血压波动，而加重肾病变
饮食失宜	包括饥饱失常、饮食不洁、饮食偏嗜等。尤其是对已有肾病者，不当饮食可明显加重肾损害
劳逸过度	劳即劳动，包括各种劳作和运动；逸指休息和静养。如果过劳或过逸都可能诱发或加重疾病
瘀血、结石	瘀血如肾静脉血栓形成；结石则可造成梗阻性肾病

续表

病因病机	特点
药物性肾损害	药物过敏及一些药物的肾毒性作用
其他	如工业物质损害、不当的食品添加剂损害以及外伤等

2. 西医的认识

原发性肾病，如原发性肾病综合征、慢性肾小球肾炎、遗传性肾炎、先天性多囊肾等，这一类疾病有的原因还不太明确，有的与遗传因素有关。

继发性肾病是由于其他疾病的影响导致肾损害，如糖尿病、高血压、痛风、系统性红斑等。有些肾病，如慢性肾功能衰竭可能是数种疾病综合作用的结果，如糖尿病、高血压常同时造成肾损害，因此，同时患有这两种疾病的人应特别小心。至于肾功能衰竭加重的因素常常与感染、电解质紊乱、肾毒性药物使用或者腹泻造成脱水等因素有关。

慢性肾病加重与进展的危险因素

慢性肾病患者，随着时间的流逝，病情难免会进一步发展。有的患者虽有肾病，但能长期稳定；有的患者却进展很快，甚至短时间内进入肾衰竭状态。

表1-3 慢性肾病加重与进展的危险因素

危险因素	特点
原发病	引起肾脏损伤的基础疾病，如糖尿病、系统性红斑狼疮等未获得很好控制
	肾病本身治疗不佳，如慢性肾炎蛋白尿长期未获得良好控制，则肾小球硬化会随时间进行性恶化

续表

危险因素	特点
加重因素	急性感染、败血症
	手术、创伤或大出血、脱水、血容量不足
	尿路梗阻
	血压控制不佳
	吸烟
	肥胖、高脂血症、代谢综合征
	高尿酸血症
	妊娠
	血黏度升高
	劳累、休息、睡眠不好以及精神紧张
饮食不节	高蛋白、高磷以及高钠饮食等
用药不当	不恰当用药或停药，使用肾毒性药物，尤其是止痛药、造影剂等
	肾脏局部血液供应急剧减少，如肾动脉狭窄患者应用血管紧张素转换酶抑制剂（angiotensin converting enzyme inhibitors, ACEI）、血管紧张素受体阻滞剂（angiotensin receptor blocker, ARB）或非甾体类消炎药（nonsteroidal antiinflammatory drugs, NSAIDS）
其他因素	年龄、贫血、严重营养不良、水电解质紊乱、酸中毒、高磷血症以及甲状旁腺功能亢进；其他器官衰竭，如严重心功能衰竭、严重肝衰竭等

慢性肾病的高危人群

慢性肾病的发病常由多种因素共同造成，其发病机制也颇为复杂，但具有以下危险因素的人群，其发病率明显增高，应高度警惕：

• 有肾病家族史者

• 忽视可导致肾病的一些疾病，如高血压、糖尿病、痛风或高尿酸血症等

- 患有代谢性疾病，如肥胖、高血脂等

- 自身免疫性疾病，如系统性红斑狼疮等

- 各种传染性疾病，如肝炎、结核病等，可能导致免疫介导的原发或继发性肾病

- 滥用药物或不规范用药，可致药物性肾损害，如抗生素、止痛剂等

- 慢性泌尿道感染、尿路梗阻者

- 血液高凝状态者

- 不良的生活习惯会造成肾脏的直接或间接损害，如吸烟、过度饮酒，高脂、高盐饮食，过少饮水，不注意尿路卫生及经常憋尿，精神高度紧张及过度疲劳、过晚睡觉等

- 出生体重低

- 年龄40岁以上

- 不重视治疗上呼吸道感染，尤其是长期咽炎、扁桃体发炎者

老年人易患上的慢性肾病

一般来说，40岁以上，即可能开始出现肾小球硬化，肾小管在老年期变化更大，如肾小管上皮细胞萎缩、脂肪样变性、肾小管基膜增厚、远曲小管及集合管有许多憩室及小囊肿形成。

老年人肾血管普遍硬化，有的严重硬化，血管内膜增厚，发生透明样改变；有的小动脉萎缩闭塞，呈纤维化病变。这些结构改变必然会引起肾功能改变，使肾血流量减少，肾小球滤过率下降，肾小管功能降低，最后导致肾功能减退。

老年人的肾功能储备下降，多种原因常促使肾功能急剧恶化，如呕吐、腹泻、出血或血压波动、液体补充不足、心力衰竭、严重感染、高温、滥用利尿药、肾毒性药物等。

老年人易发生的慢性肾病主要包括如下：

• 在继发性肾病方面，糖尿病肾病、高血压肾病、痛风性肾病以及肿瘤性肾损害，尤其是糖尿病、高血压是老年肾病的主要原因。

• 尿路感染、梗阻性肾病、老年肾动脉硬化和缺血性肾病也是老年人常见的疾病。

中、西医有关肾的概念有何不同

肾虚是中医名词，肾病是西医名词，两个概念完全不同。肾虚分成广义肾虚和狭义肾虚，目前常说的"肾虚"，多为狭义的肾虚，如遗精、阳痿、早泄、不育、不孕等。广义上的肾虚是指中医证型,属中医的肾虚证的范围。肾病——西医名词，主要指慢性肾病，临床上出现蛋白尿、血尿或肾功能下降等。

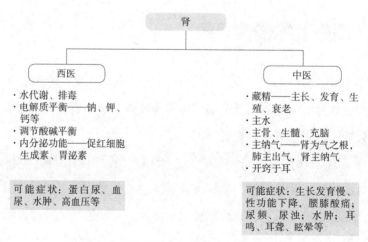

图1-4 中西医有关肾的生理特点及症状

西方医学对肾的认识，与中医对肾的认识，在某些方面有非常惊人的相似之处。

表1-4　中西医有关肾的生理特点及症状相似之处

中医	西医
肾主水，如肾不主水则会水肿	肾功能之一是排尿，调节水的代谢，水肿是肾病常见的一个症状
肾主骨，如肾不主骨，则会骨痛、骨痿	骨的形成和钙化需要正常的维生素D水平，而肾脏是活性维生素D的主要合成部位。肾功能受损会影响活性维生素D的合成，导致骨营养不良，出现骨质疏松、骨骼疼痛等症状，西医称为肾性骨病
肾主骨生髓，如肾不主骨生髓，则会血虚	肾是促红细胞生成素合成的部位，当肾功能下降，促红细胞生成素合成不足，则骨髓造血功能下降，出现贫血，称为肾性贫血

腰痛误诊酿重症

　　患者，中年，男性。犯腰痛多年，听说男人腰痛是肾虚，于是去药店买补肾药服用。几年下来腰痛时好时坏。后因头晕、水肿入院检查，结果发现腰痛其实是由肾结石引起的，且由于多年肾结石没有得到恰当的处理，引发大量的肾积液，在此基础上发生了慢性肾衰竭，并发高血压等。

　　[评述] 这是一个腰痛误诊的病例。

　　腰痛是临床常见症状，很多情况下，中医辨证的确属肾虚范围。

　　但是，腰痛的原因很多，常与慢性腰肌及腰椎病变有关。也可能是其他问题所导致，如本例之腰痛则为肾结石、梗阻等原因导致。

　　因此，对于临床上任何不适，都要有一个合理的解释，不仅需要中医明确的解释，有时还需要西医进行必要的检查确诊，一定要刨根究底，使每一个临床现象都得到明确的解释才不至于漏诊，对于肾病更是如此。

二、诊断慢性肾病

中、西医诊断

1. 中医诊断

中医诊断主要根据临床症状进行综合分析做出判断。由于肾脏的代偿机制，许多肾病早期没有明显的临床症状，在这种情况下可参考实验室检查的结果进行辨病，如根据血肌酐、蛋白尿、血尿等检查结果进行分析。

在此基础上根据中医的四诊分析中医的证型，中医诊断主要依据中医四诊，就是望、闻、问、切四种诊断方法。适当的实验室检查，有助于明确早期诊断。

一般来说肾病诊断要做到既辨证又辨病。肾病中医证型多为本虚标实，本虚包括脾肾亏虚、肝肾亏虚、气阴不足、阴阳两虚等；标实包括湿热、水湿、痰浊、瘀血等。

2. 西医诊断

● 临床诊断

一般来说，西医根据临床症状、体征和必要的实验检查，大多可获得临床诊断，如：慢性肾炎、肾病综合征、糖尿病肾病以及肾衰竭等都属于临床诊断。

● 病理诊断

一些肾病的诊断需要依靠肾病理检查，还有一些肾病在初诊时没有足够的诊断依据，但是随着时间的进展，疾病就可表现出来。

原发性肾小球疾病的病理类型不同，其临床疗效及预后也不同，因此肾小球疾病患者，需要了解本身肾病变的病理类型，而不应该笼统地称为"肾小球肾炎"。

肾病理与中医证型有一定的相关性，中医治疗也常需要参考慢性肾病的病理诊断。一些继发性肾病，如狼疮性肾炎也常需病理诊断，明确疾病的分期和类型，对更好地指导治疗、判断预后均有重大意义。

表1-5 肾小球疾病病理学分类

· 原发性肾小球疾病的病理分型		
轻微性肾小球病变		minimal glomerular abnormalities
局灶性节段性病变		focal segmental lesions
弥漫性肾小球肾炎		diffuse glomerulonephritis
膜性肾病		membranous nephropathy
增生性肾炎 proliferative glomerulonephritis	系膜增生性肾小球肾炎	MsPGN mesangial proliferative glomerulonephritis
	毛细血管内增生性肾小球肾炎	endocapillary proliferative glomerulonephritis
	系膜毛细血管性肾小球肾炎	mesangiocapillary glomerulonephritis
	新月体和坏死性肾小球肾炎	crescentic and necrotizing glomerulonephritis
硬化性肾小球肾炎		sclerosing glomerulonephritis
未分类的肾小球肾炎		unclassified glomerulonephritis
· 系统性疾病所导致的肾小球疾病		狼疮性肾炎
		过敏性紫癜性肾炎
		IgA肾病
		肺出血肾炎综合征等
		全身感染所导致的肾小球疾病（如败血症、感染性心内膜炎等）
		寄生虫性肾病等

· 血管性疾病所导致的肾小球疾病	结节性动脉周围炎
	血栓性微血管炎
	良性肾硬化
	恶性肾硬化等
· 代谢性疾病所导致的肾小球疾病	糖尿病肾病
	肾淀粉样病变及肝病性肾病等
· 遗传性肾病	遗传性肾炎（Alport 综合征）
	薄基底膜肾病（良性复发性血尿）等
· 其他肾小球疾病，如妊娠中毒性肾病、放射性肾炎等	
· 终末期肾病	
· 移植后肾小球病变	

●功能诊断

确定肾脏的功能状态对于判断肾病的严重性十分重要。习惯上常按血肌酐及肾小球滤过率等指数把肾功能状态分成：肾功能不全代偿期、肾功能不全失代偿期、肾衰竭期及尿毒症期。

●并发症与合并症

肾病并发症是指与肾病有明确因果相关的疾病，合并症则与肾病无明确因果关系，但两者又密切相关，常同时出现。如慢性肾衰竭常导致营养不良、贫血、肾性骨营养不良等并发症，而糖尿病则是糖尿病肾病的原发病及常见的合并症；高血压、脂代谢紊乱等则常常既是慢性肾病并发症又是其合并症。

慢性肾病的临床表现

早期可能没有明显的表现，需要借助有关检查手段才能明确。对于继发性肾病，主要表现为原发疾病的症状。

当病情进展，可出现水肿，尿液异常（如血尿、蛋白尿、尿量异常等）以及血压升高等。

晚期诸症横生，可能出现严重水肿、少尿甚至无尿、面容枯槁、口有尿臭味、疲倦乏力、纳呆欲呕、气喘、心悸等。

1. 水肿

感觉困重乏力，水肿部位按之凹陷。

首先要确定是否真有水肿，水肿是指血管外的组织间隙中有过多的体液积聚，为肾病临床常见症状之一。与肥胖不同，水肿表现为手指按压皮下组织少的部位（如小腿前侧）时，有明显的凹陷（图1-5）。

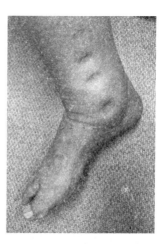

图1-5　下肢凹陷性水肿

● 水肿的中医分类

水肿的中医分类法颇多，《金匮要略》称水肿为"水气"，按五脏证候分"心水""肺水""肝水""脾水""肾水"。宋代严用和则按阴阳分类，将水肿分为阴水与阳水。

现代对水肿的分类多种多样。按部位分类，水肿可分为全身性水肿与局部性水肿。液体在体内组织间隙呈弥漫性分布为全身性水肿；液体积聚在局部组织间隙时为局部性水肿。发生于体腔内称积水，如胸腔积水、腹腔积水、心包积水等。

表1-6　常见的全身性水肿原因

·心源性水肿
·肝源性水肿
·肾源性水肿
·营养不良性水肿

续表

·甲状腺功能低下黏液性水肿
·经前期紧张综合征
·药物性水肿及特发性水肿等

全身性水肿常见伴有尿量减少，严重全身性水肿可伴有腔隙性积水，甚至出现气喘。水肿也可能导致血压升高。

● 肾性水肿的常见部位

眼睑水肿：晨起眼皮和眼睛周围发肿，皱纹消失。

手指关节：常常感到手指难以弯曲、有肿胀感、戒指变紧。

脚背小腿：感觉鞋变紧，穿有弹力的袜子后，有明显的凹痕。特别是按后踝关节内侧，凹陷难起。

其他部位：有时阴部或腰背部水肿。

● 水肿的轻重分级

一度水肿——踝肿，按之凹陷易恢复。

二度水肿——水肿过膝，按之凹陷没指，不易恢复。

三度水肿——全身水肿，腹大胸满，出现胸水、腹水等，甚至气促，喘则更甚。

表1-7　局部性水肿的特点

·局部性水肿包括静脉梗阻性水肿，如常见于血栓性静脉炎、下肢静脉曲张等
·淋巴梗阻性水肿，常见于丝虫病的象皮腿、流行性腮腺炎所致的胸前水肿等
·炎症性水肿，常见于丹毒、疖肿、蜂窝组织炎等
·变态反应性水肿，常见于血管神经性水肿、接触性皮炎等
·变态反应性水肿，常见于血管神经性水肿、接触性皮炎等

● 血液循环障碍出现局部水肿

水肿可能有多种因素，如有的患者可能存在肾性水肿，但同时存在血管功能障碍或血栓形成等可构成混合性水肿。如慢性肾病患者有血液高凝状态和水肿，突然出现一侧肢体水肿加重，或者是在利尿消肿的过程中，突然出现一侧肢体水肿，或一侧肢体水肿特别严重，一般来说都可能存在循环障碍或并发血栓形成。

肥胖与水肿

患者，女，30岁，2014年5月1日就诊，患者平时白发多见，身体有肿胀感，有的同事说她胖，自己觉得是水肿，肥肿难分，无法判断，故来咨询。查问病况：平时纳食正常，饮水多，大便正常，尿液清，尿量增加。晨起无眼睑水肿，长期体重稳定。双下肢无凹陷性水肿。

[评述] 一些人因为肥胖，感觉全身肿胀，认为是水肿。一般可参考尿量情况。如水肿，多数伴有尿量减少，特别是多饮水时，尿量也不能明显增多。如有水肿，特别是肾性水肿，多数伴有尿液异常，如出现蛋白尿等，可见尿液混浊。如为心源性水肿，则多有气喘。本患者均无此表现，结合检查判定无水肿。

如病人为隐性或轻度水肿，或肥胖者出现水肿，有时单凭肉眼观察难以确定，可通过测量体重以了解是否有水肿。

如在同一时间点、同一条件（如同样穿着，饭前等）下测量体重，若体重突然明显增加，则水肿的可能性较大。

2. 尿液及排尿异常

尿量减少：肾病水肿明显时，常伴有尿少，或少尿；严重者可无尿。

尿液浑浊：肾病如出现蛋白尿，且量较多时，可出现尿液混浊或有泡沫。当然尿液混浊或有泡沫还可能见于乳糜尿等其他原因，因此，如果尿液混浊或有泡沫需要进一步检查尿常规等。

肉眼血尿：肾病有时可见肉眼血尿。

排尿异常：如尿路感染等，可见尿频、尿急、尿痛等症状；梗阻性肾病可出现尿液潴留等。

夜尿增多：正常情况下，夜尿是全天尿量的1/3。夜尿增多一般是指夜间尿量增多。如果仅排尿次数多而尿量不增加者，不属夜尿增多范畴，属于夜尿次数增多。夜尿增多是指夜间12小时，如傍晚6时到次日早上6时，尿量超过全天尿量的1/2。

夜尿增多常见的原因有：

• 高血压等原因造成肾小管功能减退

• 心功能不全

• 某些精神因素影响

3. 腰痛

腰痛除了可能是肾脏问题外，还需要考虑腰椎病变、腰肌劳损等其他疾病。为明确诊断需要进行必要的检查，如：

• 小便检查

• 肾超声检查

• 必要时还要考虑腰椎平片或腰椎CT检查等

表1-8　与肾病相关的腰痛类型

类型	特点
肾绞痛	疼痛突然发作，常向下腹、外阴以及大腿内侧等部位放射，呈间歇性剧烈绞痛。常由输尿管内结石、血块或坏死组织阻塞所致
肾区钝痛及胀痛	泌尿系统疾病所致的肾区疼痛，包括肾脏肿大牵撑肾被膜引起，如急性肾炎、急性肾盂肾炎、肾盂积水、多囊肾、肾癌、肾下垂等

续表

类型	特点
肾周疾病所致腰痛	如肾周脓肿、肾梗死并发肾周围炎、肾囊肿破裂以及肾周血肿等。 有的腰痛与脊柱及脊柱旁软组织疾病有关，胰、胆、胃部疼痛也常放射到腰部

慢性肾病常见检查

针对慢性肾病的检查一般包括尿液检查、血液检查、影像学以及病理检查等，以确定是否存在肾脏的功能与形态的异常。

1. 尿液检查

尿常规检查是确定是否患有肾病变、病变性质以及程度的最简便的检查。其中最主要的项目有尿蛋白、红细胞、白细胞、葡萄糖、尿pH值以及尿比重等。

如何分析尿液检查

患者，女，48岁。4个月前曾进行尿液检查，显示蛋白尿+，RBC++，WBC+，于2014年5月1日就诊咨询。

追问病史，患者平时并无特殊不适，本次尿检是在月经后2天进行。同时检查肝肾功能均无异常。

[评述] 患者月经后2天，可能因尿液的污染而出现血尿、白细胞尿以及少量蛋白尿等。对于这种情况，一般建议月经过后（如月经后1周左右）再进行检查。如果多次检查尿常规均无蛋白尿、血尿等，则提示

上次检查不准确；反之，则有必要进一步检查。

2. 肾功能及其他项目的血液检查

表1-9 常见的肾功能检查项目

项目	参考值	意义
尿素（Urea）	1.8~8.2mmol/L	由蛋白分解产生
血肌酐（Creatinine）	67~133μmol/L	肾功能下降到50%或以上时，血肌酐有可能升高
内生肌酐清除率（Ccr）	80~120ml/min	能比较准确反映肾功能，如果Ccr下降表明肾功能下降
肾小球滤过率（GFR）	80~120ml/（min·1.73m^2）	GFR意义同Ccr，检测方式不同
胱抑素（Cystatin C）	0.7~1.38mg/L	判定早期肾功能损伤较血肌酐敏感

备注：

1. 不同的医疗单位可能采用的监测方法与标准不同，所测的结果也可能不同，需要参考以上的参考范围。
2. Ccr可按公式来计算：Ccr=（140-年龄）×体重÷【72×血肌酐（mg/dl）】
   如为女性患者，则上述公式计算结果乘以0.85，如化验单上肌酐单位为mmol/L，换算成mg/dl需除88.4。
3. 采取测清晨空腹血及取血前后共4小时全部尿进行Ucr检测。
4. Ccr也可按另一公式计算：Ccr=Ucr×V/Scr
   Ucr为尿肌酐浓度，V为尿量，Cr为血肌酐浓度。

表1-10 慢性肾病患者常见血液检查项目及其意义

项目	英文名称	意义
钾	Potassium	钾离子过低或过高都可能导致心律失常；严重高钾可致心跳停搏
钠	Sodium	钠具有维持血浆晶体渗透压、调节体液酸碱平衡、维持神经肌肉的应激性。如血钠浓度过高或过低均可导致胃肠道及脑神经疾病等多种症状
钙	calcium	评估钙磷代谢及是否有甲状旁腺功能亢进等
磷	Phosphate	肾性骨病及甲状旁腺功能亢进时，磷会升高

项目	英文名称	意义
二氧化碳结合力	Carbanate	评估体内酸碱平衡状况
尿酸	Urate	尿酸高是肾功能恶化的一个独立因素
清蛋白	Albumin	可以评估蛋白质营养摄取量是否足够，若太低会出现水肿或四肢无力
血红蛋白	Heamoglobin	贫血指标
铁离子	FE	是造血元素之一，如太高会造成沉积，皮肤变黑及铁中毒
甲状旁腺素	PTH	如升高则可能为甲状旁腺功能亢进
血糖	Glucose	检查血糖状态
总胆固醇	Cholesterol, Chol	总胆固醇、甘油三酯及低密度脂蛋白都属于血脂范围，血脂太高易造成血管硬化，高血压、心脑血管病并发症增加
甘油三酯	Triglyceride, TG	
低密度脂蛋白	LDL	
高密度脂蛋白	HDL	是一种抗动脉粥样硬化的血浆脂蛋白，是冠心病的保护因子

慢性肾病患者，除了上述检查之外，有时还需要常规进行胸部X线、心电图等检查。

3. 影像检查

最主要的是肾超声和腹部平片检查，必要时行肾CT、MR、ECT等检查。通过检查可以了解肾脏大小、形态，有无结石、肿瘤、囊肿、肾盂积液、尿路梗阻、先天畸形等病变。

对于有异常者，必须根据具体情况制定复查的时间，必要时可考虑采用X线（如平片、静脉肾盂造影以及逆行造影等），以及肾CT或MR检查。

不同原因导致的肾病发生后，其结构改变是不同的，大多数早期肾病患者肾脏大体结构无变化，有些肾病早期和大多数肾病晚期可发生结构上的改变。

亚洲人正常肾脏大小一般为：长径10~12cm，横径5~6cm，厚3~4cm。

如果进行肾脏超声检查，肾脏小于上述体积称为肾脏缩小，如两侧肾长径相差＞1cm则属不对称缩小。如果肾脏体积大于上述体积为肾脏肿大，多见于静脉血栓形成。慢性肾炎晚期，肾脏发生对称性缩小，而梗阻性肾病可能会出现肾脏、输尿管积液等情况。无论是肾脏肿大还是肾脏缩小都属病理状态。

对于膀胱、输尿管、肾盂等疾病的诊断和治疗，有时可以进行膀胱镜检查。

4. 肾脏穿刺病理检查

肾脏穿刺病理检查，简称为肾穿，又称为组织活检。肾穿的目的是为明确诊断、指导治疗和判断预后。

肾穿是一项重要的、成熟的有创检查，目前多在超声引导下进行，一般比较安全。但仍有可能在术后出现出血、肾周血肿等并发症。

● 肾穿适应证

一般来说临床遇到如下情况可考虑进行肾穿。

表1-11　肾穿的适应证

· 各类肾小球肾炎、肾小球肾病、全身性疾病，如系统性红斑狼疮等引起的肾脏损害
· 肾小球源性血尿
· 原因不明的持续性无症状蛋白尿
· 原因不明的急性肾衰竭
· 原因不明的慢性肾脏疾病突然加重
· 怀疑为急进性肾炎
· 肾移植后出现排斥反应，或诊断为排斥反应而又治疗无效，或怀疑原有肾病复发，应进行肾活检，确定是否需要将已移植的肾脏摘除
· 连续肾穿刺可以帮助了解肾脏疾病的发展过程、观察药物治疗的反应和估计患者的预后等

● 肾穿的禁忌证

下列情况为肾穿刺病理检查的禁忌证，其中一些情况为暂时不适合肾穿。

表1-12　肾穿的禁忌证

·明显出血倾向或正在应用抗凝药物治疗
·血液透析患者，因用肝素药物量较大，容易出血，应避免在透析前后进行肾活检
·严重贫血，血红蛋白<80g/L
·低血容量
·孤立肾，即只有一个肾
·肾肿瘤、肾结核、肾脓肿、肾盂积液、积脓或肾周脓肿，以及各种原因引起的急性肾内感染、肾动脉瘤或多囊肾等
·严重高血压，且血压控制不佳
·肾萎缩，肾皮质厚度<1cm，肾长径<8cm
·全身状况不允许，如妊娠、有大量腹水、过度肥胖、衰弱、精神异常不能合作
·血管弹性差，如有动脉粥样硬化、肾淀粉样病变等

● 肾穿的术前准备

详细了解病史，注意有无出血性疾病及有无抗凝剂服用史。

术前停用一切抗凝、抗血小板制剂，女性患者避免经期行肾穿。术前一天的晚上及术前早上尽量少吃东西，如有便秘，术前一天请医生给予通便治疗，必要时予以清洁灌肠，避免肾穿术后因为大便问题影响绝对卧床制动的要求。

为避免出血，术前需要进行凝血功能检查；确定患者血型，以防万一大量出血，可获得及时输血。

患者需要在术前详细了解肾穿的过程及配合事项，避免情绪紧张。如患者特别紧张，可在术前适当服用镇静剂，以避免手术失败并减低手术风险。还需进行呼吸训练，穿刺过程中，在超声定位时，需要根据指令呼吸，以明确穿刺进针的具体位置和深度；在穿刺刹那，患者需要屏气至少15秒，以免穿刺针插入肾脏时，因为呼吸运动而撕裂肾脏。因此，患者必须在术前训练俯卧位时的呼吸和憋气动作，并且能根据医生指令呼气和憋气。

术前血压应控制正常，无发热、咳嗽以及感染等。血压过高及咳嗽明显者，均暂时不宜穿刺，宜先控制血压及治疗咳嗽等。

● 肾穿的术后护理

穿刺后，立即用无菌纱布覆盖伤口固定位置，同时用力挤压止血5分钟，然后用沙袋压迫穿刺部位，再用多头腹带加压绑扎。

通常要求患者绝对卧床6小时，后可转身，12小时可下床大小便，如有便秘不可用力，可做灌肠处理。24小时后可下床活动，但仍以休息为主，需避免大量活动、用力大便或咳嗽，宜多饮水。观察穿刺后前3次尿液的颜色，有无腰痛、腹痛症状。每半小时测血压、脉搏1次，4小时后血压平稳可停止测量。

笔者采用上述严格的操作方案，在广东省中医院工作期间，进行的肾穿操作数百例，从未有出血、肾周血肿等严重并发症。

经皮肾穿术一般来说比较安全，简单易行，但在有严重出血倾向、孤立肾、肝肾功能不良等情况下，避免肾穿检查。必要时，可评估是否采取开放肾活检、腹腔镜下肾活检或经静脉内肾活检技术，但这些方法在临床上较少用。

三、治疗慢性肾病的整体方案与药物

慢性肾病的治疗原则

不同时期、不同类型的慢性肾病，其治疗方式有所不同。

对于原发性肾病，如慢性肾炎的治疗首先需要控制蛋白尿，采取的措施包括适当的免疫治疗、血管转换酶抑制剂（ACEI）治疗、中药治疗等。在并发症方面主要包括血压的控制等。

对于继发性肾病，治疗过程中需要对原发性疾病进行积极治疗，如糖尿病、高血压、高尿酸血症、系统性红斑狼疮等。

早期肾病，出现大量蛋白尿或出现血尿等，应该先着力解决蛋白尿、血尿问题，避免病情缠绵或加重，甚至出现肾衰竭；后期可能会出现许多并发症，尤其慢性肾衰竭等，则应避免肾功能进一步恶化。

对于慢性肾衰竭，中医以扶正祛邪、标本兼治的方法进行治疗，以延缓慢性肾衰竭进展；如果肾衰竭末期需要进行透析治疗，由于透析的非生理性，透析过程中或透析之后可能会出现并发症，中医则配合治疗减少透析并发症、提高透析效果、提高生活质量。

美国肾脏病基金会（NKF）的K/DOQI（Kidney Disease Outcome Quality Initiative）工作组根据大量文献及有循证医学可信度的数据，进行分析整理后编写的《慢性肾病临床实践指南》（简称K/DOQI指南）制定了慢性肾病的详细分期治疗计划。

表1-13　K/DOQI指南中慢性肾病分期治疗计划

分期	肾小球滤过率	治疗计划
一期	>90	诊断和治疗原发病，治疗合并症，延缓疾病进展，减少心血管疾患的危险因素
二期	60~89	估计疾病是否会进展和进展速度
三期	30~59	评价和治疗并发症
四期	15~29	准备肾脏替代治疗
五期	<15或透析	肾脏替代治疗

中医能否治疗肾病

中医治疗慢性肾病有悠久的历史，中医注重辨证论治，单用中药或中西医结合治疗对延缓病情进展，改善患者的预后有重要意义。

如果合理使用中西药治疗慢性肾病，能起到优势互补的作用。如不合理使用则可能出现中、西药互相冲撞。中、西药相撞也就是中医所说的"相克"，如使用类固醇激素治疗的肾病患者，服药后可能产生阴虚湿热证，如果再给予壮阳温肾之中药，激素的副作用会加重，这就是所谓的中、西药相克的问题；如果这时使用滋阴降火的中药，则可与激素相辅相成，减轻激素的副作用而增其疗效。

中、西药的相克问题，很大程度上是中西医不能合理地配合所致。著名肾病专家和中、西医结合专家叶任高教授生前曾经指出，肾病最好用中西医结合治疗，他认为中、西医各有所长，中、西医结合能够取长补短，本来最为上策，但如中西医不经会诊，各行其道，则有可能背道而驰，互相抵消作用，这不是结合，而是中、西医混合。叶任高教授强调，最理想的是一个医生同时进行中、西药治疗，如果不能实现，则是由一个肾病专业西医和一个具有肾病专科背景的中医共同治疗，但双方用药或治疗法宜互相配合。

什么情况下可进行中医治疗

中医治疗慢性肾病主张早期介入，治疗过程中能起的作用根据不同具体疾病及其不同阶段而各有不同。

• 针对肾病本身的治疗

如一些肾病早期，西医无特殊疗法，或由于药物副作用大，患者不堪治疗；或因病情不适合西医治疗等，均可考虑以中医为主导治疗。

• 合并症与并发症

各种类型的慢性肾病，在病情发展过程中可能出现感冒、咽喉疼痛、胃肠炎等，这些疾病可以使用中医治疗，减少一些西药的副作用。对于慢性肾衰竭进行透析，则可以配合中药治疗，减少并发症。

• 中医配合西医治疗

协同西药治疗，减少治疗或西药的副作用。一些肾病患者已经正在进行西医治疗，或因西医治疗效果有限，或西医治疗产生副作用，或停用西药后病情可能复发等。例如原发性肾病综合征患者在使用激素期间，可能产生一些副作用，这时可以采用中医配合治疗减少西药的毒副作用。又如使用类固醇激素治疗后，出现痤疮等不良反应。

肾病治疗的常见中药剂型

肾病治疗所用的药物剂型没有固定的标准，一般根据患者的具体情况而定。但临床多数用中药汤剂，配合中成药，有的则用粉剂、颗粒冲剂或膏方等。

慢性肾病常见的中医疗法

1. 辨证治疗

辨证论治是中医治疗肾病的主要方法。辨证就是分析、辨认疾病的症候。辨证是以脏腑、经络、病因、病机等基本理论为依据，通过对望、闻、问、切所获得的一系列症状进行综合分析，辨明其病变部位、性质和邪正盛衰，从而做出诊断的过程。历代医家通过长期临床实践，逐渐发展形成病因辨证、八纲辨证、脏腑辨证、气血津液辨证、经络辨证、六经辨证、卫气营血辨证、三焦辨证等。

这些辨证方法，有各自的特点和侧重，在临床应用中可以相互联系，互相补充。慢性肾病常用的辨证方法有八纲辨证、脏腑辨证等。六经辨证、卫气营血辨证等常用于外感疾病的辨证，但也用于内伤杂病，包括肾病的辨证。如狼疮性肾炎，出现皮肤瘀斑、发热等证也参考卫气营血辨证。具体治法包括：汗法、渗法、下法、清法、补法和温法。

2. 辨病治疗

辨病治疗也是中医固有的一种治疗方法，这种方法起源于《内经》，创立于《伤寒杂病论》。清代医家徐灵胎在《医书全集》中指出："欲治病者，必先识病之名，能识病名而后求其病之所由生，知其所由生又当辨其生之因各不同，而症状所由异，然后考其治之之法，一病必有主方，一方必有主药"。

原发性肾小球疾病病情复杂，但早期多属于免疫性疾病，因此通常可在中医的辨证基础上，使用具有免疫调节的中药，如黄芪、蛇床子、雷公藤等。随着病情发展，慢性肾病多伴有肾纤维化、硬化等病理过程，而活血化瘀药物具有一定的抑制纤维化的作用，所以可以在适当时候加用该类药物。

现代辨病治疗与古代的辨病治疗自然有所不同。辨证的微观化是现代中医的一些特点，使中医除了能早期诊断肾病之外，还能根据具体疾病的内在机制进行中医治疗，从而避免其治疗的盲目性。慢性肾病的中医证型与病理有一定的相关性，因此中医用药在一定程度上都参考肾脏病理的结果。

3. 针灸治疗

国医大师邓铁涛教授对于中医治疗慢性肾病，提倡使用多种方法，如水肿的治疗主张必要时可配合艾灸法。

取穴：肾俞、水分、阳陵泉；三焦俞、关元、三阴交，膀胱俞、中极、足三里。每日灸一组分号前后为一组穴位一次，使用3天，更换一组，背部穴位双侧同时悬灸20分钟，腹部、足部穴位可悬灸10分钟。

4. 中、西医结合治疗

中、西医是人类在不同时期、不同地域与疾病做斗争的过程中产生和发展起来的两门学科，各有所长。在临床医疗工作中，应各取其长，中、西医结合，才能取得良好的医疗效果。

中、西医在基础理论上结合是其中的重要环节。

叶任高教授是广州中山医科大学肾科教授，生前致力于肾病的临床研究，他认为中、西医结合医学源于中医、高于中医；源于西医、高于西医，是集中、西医精华于一体的医学。

叶教授对中医治疗慢性肾病持肯定的态度，同时主张中、西医有机结合，避免中、西医混合。

叶教授认为：中、西医结合能提高糖皮质激素（类固醇）治疗肾病综合征的临床疗效，并减少激素不良反应的发生。

例如：在首次使用大剂量激素治疗阶段，容易引起医源性肾上腺皮质功能亢进，患者出现阴虚火旺，症见：面部痤疮，手足心热、口干咽燥、腰酸腰痛、头晕耳鸣、舌红无苔、脉细数或弦数。此时应使用滋阴降火中药，如旱莲草、生地、枸杞子、女贞子、龟板、地骨皮、知母、太子参、麦冬等以滋阴降火，减轻大剂量激素引起的阴虚火旺。

在激素撤减一定剂量时，可出现不同的皮质激素撤退综合征，病人会出现不同程度的肾阳虚、气虚表现，其证为疲乏无力、食欲不振、腰酸腿软，甚至气短懒言、语言低微、舌淡、脉沉弱。此时应该加入温补肾阳的药物，如菟丝子、肉苁蓉、补骨脂、淫羊藿、锁阳等，亦可酌加补益气血药物，如黄芪、党参等。加用这些药物可增加肾上腺皮质激素的分泌和减轻激素撤退综合征，能减少撤药反跳现象和帮助巩固疗效。

叶教授通过大量的临床研究表明，用中药配合治疗肾病综合征，激素不良发生率远低于不用中药者。在用中药配合激素治疗时，叶教授还特别指出，要采取科学的中、西医结合治疗肾病，避免中、西医互不了解，各行其道的中、西医混合。

叶教授深谙中医辨证之精神，对于肾病综合征并发感染，叶教授认为上呼吸道感染期间应该停止服用滋补肾阴药物，改服感冒中药，并应对风寒、风热以及暑湿伤表进行辨证，分别施以辛温解表之荆防败毒散加减，辛凉解表之银翘散加减，清暑解表之香薷散加减。

在使用细胞毒性药物的过程中，最常见的副作用是血白细胞减少，叶教授的经验是适当服用补血补气的中药，如当归、黄芪、鸡血藤、党参、黄精等组成方剂，对防治白细胞减少有一定的疗效。

激素依赖型的患者，多为脾肾阳虚，可用五味异功散开胃健脾，待脾胃功能改善，用十全大补汤合龟鹿二仙汤以气血双补，温阳补肾。对于停用激素后，则常以健脾补肾法治疗。

应用激素后可出现库欣综合征（Cushing Syndromes），其主要表现为满月脸、多血质外貌、向心性肥胖、痤疮、紫纹等。其证型有的属于湿热瘀阻，有的属于阴虚湿热，可分别以清热利湿、活血通络和养阴清湿热法治疗。

健脾补肾中药减少肾病复发

患者，男，58岁，2012年10月16日首诊。

患者于1年前出现面肿，脚肿，尿液泡沫多。查24小时蛋白尿定量为7g。肾活检提示微小病变型（Minimal Change Disease）。给予类固醇每日50mg口服，后尿蛋白逐渐下降并转阴，后类固醇逐渐减量到每日15mg时，病情复发，水肿不断加重，且尿蛋白定量又升高。因此，再将类固醇加量至40mg并加用环孢素。近日类固醇减少到20mg时，再次复发。再加大类固醇至40mg，加环孢素（Cyclosporin）。现为提高治疗效果、减少复发，前来中医院就诊。面浮肢肿，左下肢水肿明显，倦怠乏力，腰酸腰痛。食欲不振，进食后胃胀明显，口干口苦。尿液泡沫多，大便不成形。两次复发之前多先出现肠胃不适伴腹胀。舌淡黯，苔薄黄，脉沉滑。双下肢中度至重度凹陷性水肿。BP：142/86mmHg，检查肾小球滤过率：70ml/min。

［诊断］尿浊，水肿。

［辨证］脾肾亏虚，水湿瘀阻。

［治法］健脾补肾，化湿活血通络。

［方药］六味地黄汤合香砂六君子汤加减治疗。

山茱萸15g，熟地黄12g，牡丹皮10g，茯苓15g，炒麦芽15g，鸡内金20克，丹参15g，赤芍10g，白术10g，党参20g，木香（后下）5g，砂仁（后下）5g。每日1剂，日服2次。

［饮食调护］避免煎炸热气食物，低盐饮食。避免劳累及外感。

［治疗经过］患者服药后感觉利尿作用加强，水肿渐消，尿泡沫减少。根据临床表现予以随症加减。约配合中医治疗3个月，尿蛋白转

阴，在西药逐渐减量的过程中，患者病情稳定，无复发。

由于患者服用环孢素，导致了比较严重的牙龈增生及牙龈发炎、出血等，中医则加强清热利湿健脾治疗，牙龈增生及牙龈出血获得控制。患者曾于2014年1月因为感冒后复发一次，当时尿蛋白增加，水肿复发，给予麻花连翘赤小豆汤合五苓散等加减，患者水肿及尿蛋白很快消失。

至2015年2月25日复诊，患者坚持每周服用中药4~5剂。所服西药泼尼松减少到隔日5mg，环孢素每日125mg，分2次口服，少量降压药物。临床方面无水肿，一般情况良好，血压基本稳定在正常水平；检查肾功能、肝功能正常，尿蛋白阴性。

[评述] 患者临床表现为肾病综合征，其病理诊断属于微小病变型。本病理类型对类固醇激素的治疗通常有效，但却经常复发。每次复发，西医常常重新开始大量类固醇激素治疗，如此反复多次，类固醇激素的副作用显现，很多患者则因此成为难治性肾病。

中医对此类患者治疗的切入点，并不是反对使用类固醇激素等药，而是改善患者的脾肾功能，以期在类固醇激素等药减量或停药时避免复发，以及减少类固醇激素或环孢素等药的副作用等方面发挥作用。

经过上述治疗，患者所用西药已经减到低剂量，尿蛋白阴性，病情获得完全缓解。

慢性肾病常用西药及治疗法

治疗慢性肾病所涉及的药物范围很广，使用的药物很多，通常包括糖皮质激素类、免疫抑制药类，如环磷酰胺、硫唑嘌呤、甲氨蝶呤、环孢素、霉酚酸酯、他克莫司等，以及人体免疫球蛋白和对症治疗药物，如利尿剂、降压药、降脂药、降尿酸药以及改善血液黏度的药物等。

1. 常用的免疫抑制药

表1-14　肾病常用的免疫抑制药

类别	药物	英文名	副作用及注意事项
类固醇类	泼尼松	prednisone	感染、高血压、高血糖、高血脂、低钾血症、骨质疏松、无菌性骨坏死、白内障、体重增加、水钠潴留等
	泼尼松龙	prednisolone	
	甲基泼尼松龙	medrol methylprednisolonum	
免疫抑制剂	环磷酰胺	cyclophosphamide, CTX	白细胞减少和诱发感染。性腺抑制（尤其是女性的卵巢衰竭）、胃肠道反应、脱发、肝功能损害、出血性膀胱炎、膀胱纤维化和膀胱癌等
	硫唑嘌呤（依木兰）	imuran	皮疹等过敏反应；骨髓抑制、胃肠道反应、肝功能损害、畸胎等
	· 环孢素（又名赛斯平、山地明）	· cyclosporin, CsA · cyspin · sandimmune	肝、肾功能损害、高血压、高尿酸血症、高血钾等，应测血药浓度，调整剂量，如血肌酐较用药前升高30%以上，需减药或停药。停药后病情易反跳
免疫抑制剂	霉酚酸酯	cellcept，又名MMF	过敏反应、中性粒细胞减少以及严重肾功能损害等，对霉酚酸酯过敏者忌用
	他克莫司	tacrolimus, prograf, FK506	不良反应与环孢素类似，但程度较轻，如肾损害、神经系统损害和消化道反应，还有高血压、血脂异常、心绞痛、心悸等
	咪唑立宾	mizoribine	腹痛、食欲不振、白细胞减少、皮疹，血小板下降等

2. 常用的利尿药

慢性肾病出现水肿，常需根据具体情况选择利尿药进行治疗。

传统上利尿药的选择是根据应用部位来决定。如有主要应用于肾髓袢升支皮质部的利尿药，包括：噻嗪类如双氢克尿噻；主要应用于肾髓袢升支髓质部的利尿药，如呋塞米、托拉塞米等；主要应用于远曲小管的利尿药，如安体舒通、氨苯蝶啶等。

现则习惯于根据利尿的作用强弱进行分类，便于临床根据不同的水肿程度选择用药。

肾病综合征患者髓袢对药物反应差，以及近端、远端小管对钠重吸收增加，所以利尿反应不佳，在使用利尿剂时，必须增加药物剂量和给药次数。如清蛋白过低，如低于2g/L时，可适当使用清蛋白增强利尿反应，并降低血栓形成的风险。

对于慢性肾病五期，大剂量呋塞米，如每天500mg以上可能很有效，中等剂量，如呋塞米80~360mg可能无效，但联合噻嗪类利尿药可能有效。但过大剂量利尿药则有可能引起血清肌酐和尿素氮浓度升高。

表1-15 临床常用利尿药

类别	名称	英文名	应用	不良反应
高效利尿药	速尿（呋塞米）	lasix, furosemide	抑制钠重吸收，利尿作用强大。用于严重水肿、急性肾衰竭、加速毒物排泄、高钙血症、高血压危象	水电解质紊乱，如低血钾。及耳毒性、诱发痛风、粒细胞减少、血小板减少及过敏等
	托拉塞米	torsemide		
	依他尼酸	ethacrynic acid		
	布美他尼	bumetanide		
	阿佐塞米	azosemide		
	吡咯他尼	piretanide		
中效利尿药	氯噻嗪	chlorothiazide	用于水肿、高血压及尿崩症	可致电解质紊乱，如低血钾、低血钠等。及高尿酸血症，高血糖、高血脂代谢紊乱及过敏等
	氢氯噻嗪	hydrochlorothiazide		
	三氯噻嗪	trichlormethiazide		
	环戊噻嗪	cyclopenthiazide		
	环噻嗪	cyclothiazide		
	泊利噻嗪	polythiazide		
	苄氟噻嗪	bendrofluazide		
	吲达帕胺	indapamide	降压作用强于利尿作用	血尿酸、血糖升高，诱发肝昏迷。禁用于磺胺过敏、严重肾衰竭及低血钾者

续表

类别	名称	英文名	应用	不良反应
低效利尿药	氨苯喋啶	triamterene	促进钠排出,可用于低血钾的心衰,可配合ACEI类药物,用于轻度水肿。作用慢、弱、持久	可致高钾,特别是与非类固醇类抗炎药及ACEI类药合用时更严重,另有性激素样作用
	阿米洛利,氨氯吡咪	amiloride		
	安体舒通,螺内酯	antisterone, spironolactone		

3. 降压治疗

高血压病可导致肾病,肾病也常常并发高血压,降血压是治疗慢性肾病,延缓慢性肾衰竭进展的重要环节。

常用的降压药物有利尿剂、α受体阻滞剂、β受体阻滞剂、钙离子拮抗剂、血管紧张素转化酶抑制剂以及血管紧张素Ⅱ受体拮抗剂六类。一般来说,降压药的选用需要遵循一定的原则,应用降压药治疗高血压应该达到长效和平稳地降血压。

应用降压药一般从小剂量开始,逐渐增加剂量,尤其是对于血压显著增高已多年的患者,不宜使血压骤然下降过快、过多,否则患者可能因不能适应较低或正常水平的血压而感到不适,严重者可能导致脑、心、肾血液供应不足而引起脑血管意外、冠状动脉血栓形成、肾功能不全等。当达到降压目的后,可改用维持量以巩固疗效,尽可能用最小的维持量以减少副作用。

对于可能引起明显直立位低血压的降压药,应该注意从坐姿起立或从平卧位起立时,动作应尽量缓慢,特别是夜间起床小便时更要注意,以免血压突然降低引起晕厥而发生意外。

对于严重高血压,甚至发生高血压危象或高血压脑病时,要采用紧急降压措施。

对于血压不易控制者,临床上常联合应用几种降压药物治疗,其优点是药物的协同作用可提高疗效;几种药物共同发挥作用,可减少各药的单剂量；减少每种药物的副作用，或使一些副作用互相抵消；使血压下降较为平稳。最常用的联合用药是利尿剂和其他降压药。

降压目标

降低血压至理想范围固然重要，但过低的血压有时会产生严重的不良后果。因此针对每一位患者降压时都需要考虑年龄、临床状态等，设定一个合理的目标血压。对于单纯血压升高而无明显并发症的患者，在能耐受的情况下，可逐步降压达标。

表1-16　慢性肾病血压控制目标

24小时尿蛋白定量	血压目标值
<1.0g	<130/80mmHg
>1.0g	<125/75mmHg

对于有并发症存在的情况，如伴有冠心病、心绞痛者可选钙通道阻滞剂，对传导阻滞、心动过缓者较为安全；对早期肾衰竭可选用转换酶抑制剂；对伴有心功能不全者更好，对血压过高患者上述两药可同时应用；对心动过速者可选用β受体阻滞剂，尤其对心肌梗死后伴有高血压、心动过速或过早搏动者可能有预防猝死的作用；对持久血压不易下降者有时需联合用药，但应从小剂量开始，并经常检查血压。如果服用后副作用严重，需要分析原因及更换药物。

4. 降脂治疗

血脂异常是慢性肾病患者的常见表现，与慢性肾病的进展互为因果，共同导致慢性肾病心血管并发症和病死率升高。在慢性肾病患者血脂异常的早期治疗中，除了生活方式的改变，还强调他汀类药物的早期使用。

有些慢性肾病的预后不佳，在很大程度上与患者过早出现心血管疾病有关。心血管疾病的危险因素之一便是血脂异常。因此，改善血脂代谢对改善慢性肾病的预后有重要的意义。

（1）饮食控制：在饮食上要避免高能量和高胆固醇的食物，合理选择能减低低密度胆固醇的常见食物，如：水溶性纤维高的食物如燕麦、豆类、藻类（如海带和紫菜）、蔬菜以及适量水果等。使用含不饱和脂肪酸的食油，如葵花籽油、粟米油、黄豆油（宜适量）、芥花籽油以及橄榄油等。食用富含欧米伽3脂肪酸的鱼类，如鲑鱼、沙丁鱼和吞拿鱼，有助于降低心血管疾病风险，但血尿酸高者不可过食。

（2）适量运动：应定期运动及维持理想体重，运动能增加高密度胆固醇，减少低密度胆固醇。每天步行至少30分钟，对降血糖及维持理想体重有一定帮助。

（3）药物治疗：如果饮食控制已经尽力，并且坚持合理运动，而胆固醇及甘油三酯水平仍偏高，则需服用或增加降胆固醇或降甘油三酯的药物，及小剂量使用阿司匹林等对预防心血管事情均有重要的意义。

脂代谢紊乱与肾组织病变有关，高脂血症促进了肾脏疾病的恶化。纠正高脂血症可以改善肾小球硬化、肾小管纤维化的程度；即使血胆固醇正常的患者，为使高密度脂蛋白代谢正常，预防性地使用调脂药物，可减慢慢性肾脏疾病发展的速度。对于血脂正常的肾病患者也同样可能通过使用他汀类药物，来改善患者的肾病理改变并相应地减少尿蛋白，延缓肾功能不全的进展。

（4）中医治疗：动脉粥样硬化主要是由脂质代谢紊乱及纤维蛋白溶解活性降低而引起，其病理改变首先由胆固醇及其他脂质在动脉内膜沉积造成内膜损伤，斑块形成，纤维组织增生，动脉硬化。因此，调脂药可以防治动脉粥样硬化。

慢性肾病合并高脂血症可在中医辨证基础上，配合使用具有一定降脂作用的中药，如三七、丹参、蒲黄、银柴胡、黄连、茵陈等。

5. 改善血黏度的治疗

血黏度是血液黏稠度的简称，是反映血液黏滞性的指标之一。影响血液黏稠的因素主要有红细胞聚集性及变形性，红细胞压积、大小和形态，血液中胆固醇、甘油三酯及纤维蛋白原的含量等等。

高黏血症，或称高黏滞血症、血液高凝状态，是指血液过度黏稠、血流缓慢，造成以血液流变学参数异常为特点的临床病理综合征。

血液高凝状态可导致血栓，而血栓形成或栓塞是导致心、脑和外周血管严重病变的最后关键环节，是致死和致残的直接原因。

早期高凝状态临床没有特别症状，因此需要进行一些必要的检查，包括血浆的纤维蛋白原（plasma fibrinogen,FIB）、凝血酶原时间（prothrombin time,PT）、活化部分凝血活酶时间（activated partial thromboplastin time,APTT）、凝血酶时间（thrombin time,TT）及全血黏度进行检测。

研究表明慢性肾病患者凝血机制的紊乱，随着慢性肾病的进展逐步增加，在进入慢性肾病四期后尤为明显，血栓素A_2与前列腺素I_2的比值（TXA_2/PGI_2）异常，血小板活化，内皮细胞受损是慢性肾病进展的重要因素。凝血机制紊乱，中医可表现为血瘀证，随着慢性肾病进展，血瘀逐步增多。有的临床上虽没有宏观的血瘀表现，仍可能存在肾脏的癥瘕积，即肾脏局部的瘀血阻络。

对于慢性肾病合并血液高凝状态，临床必须有足够的重视，需要早期干预治疗。

西医主要采取包括抗血小板凝聚、抗凝以及溶栓等治疗。药物可使用阿司匹林、氯吡格雷、低分子肝素、华法林等。如有血栓形成，必要时进行介入溶栓或采取手术措施。

方剂桃红四物汤、补阳还五汤、血府逐瘀汤等，以及中药黄芪、丹参、鬼箭羽、肉苁蓉、女贞子、黄精、水蛭、红花以及全蝎等在纠正血液流变学异常，降低全血黏度、红细胞压积、血沉、血小板聚集、纤维蛋白原，改善脂代谢及改善糖尿病血瘀状态均有一定的作用。可配合选用中药三七粉口服，如每次1~3g，每日1~2次。

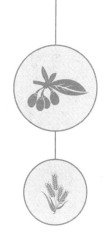

第 二 部 分

常见慢性肾病治疗与
中医调养攻略

一、慢性肾炎

慢性肾炎（chronic glomerulonephritis）是慢性肾小球肾炎的简称。它是由多种病因引起的一组渐进性、免疫性、炎症性、原发性肾小球疾病。

凡尿液改变，如蛋白尿、血尿、管型尿，或伴有水肿、高血压，无论有无肾功能损害，排除其他慢性肾脏疾病及继发性肾炎后，即可考虑为慢性肾炎。慢性肾炎发病以儿童或青年居多。

病因

慢性肾炎其病因尚不明确，其病理变化通常认为与免疫介导有关。肾小球血液动力学改变、肾小球系膜基质增生、肾内动脉硬化以及脂代谢紊乱等都是慢性肾小球硬化的重要机制。

慢性肾炎一般情况下病情比较稳定，有时患者并不察觉，直到一些情况下，如劳累、感冒后才表现出水肿、蛋白尿等肾炎症状。

表2-1　慢性肾炎加重的常见原因

过度劳累	重体力劳动和剧烈运动等
各种感染	细菌或病毒感染，如上呼吸道感染、尿路感染等
使用肾毒性药物	部分抗生素、止痛药等
应急、创伤以及手术等	急性消化道大出血、严重腹泻、严重低血压、严重创伤及重大手术等

续表

妊娠	有可能使病情加重甚至恶化
用药不当	特别是正在服用的激素突然停药或不恰当的减药
并发症	如高血压、高尿酸以及高血脂等没有及时治疗和控制
其他	饮食不当，如长期过量进食高蛋白饮食等；水电解质紊乱、酸碱平衡失调等

诊断

慢性肾炎起病方式多种多样，有的早期没有任何症状，仅仅在体检时发现蛋白尿、血尿等；有的以水肿为首发症状，也有以高血压、乏力、腰酸痛、多尿、夜尿等为首发症状。

慢性肾炎病程长短不一，长者可迁延数十年，肾功能仍保持良好，这种情况属隐匿性肾炎。隐匿性肾炎一般无水肿，也无高血压，肾功能良好，少数可呈缓慢进行性变化。大多数慢性肾炎有不同程度的蛋白尿、血尿、水肿或高血压。

慢性肾炎因抵抗力下降而经常并发感冒、尿路感染等；此外，肾病患者也常因长期的饮食中蛋白质的限制导致贫血等。

表2-2 慢性肾炎实验与病理检查的特点

类别	特点
实验室检查	早期患者，可出现不同程度的蛋白尿或血尿；肾功能通常正常；肾超声检查通常无特殊病变。后期则可出现贫血、肾功能异常等；双肾超声检查可见不同程度的肾萎缩
病理检查	可有不同类型的病理改变。如：隐匿性肾炎的病理类型可能出现薄基底膜肾病、局限性肾小球硬化症；弥漫性增生性肾炎伴局灶性新月体形成等

由于有些慢性肾病的临床表现与病理表现并不一致，有些虽然临床表现轻，但病理表现却比较严重。因此，对于隐匿性肾炎若有条件也可考虑早期做肾活检，不但是明确诊断的重要方法，而且还可判明病理类型和预后：

● 鉴别

慢性肾炎通常需要与慢性肾盂肾炎、遗传性肾炎以及一些继发性肾病相鉴别。以下为三者的临床特点：

慢性肾盂肾炎：过往有尿路感染病史，蛋白尿较少，有明确的肾小管功能损伤表现。

遗传性肾炎：除了蛋白尿、血尿等特点之外，还出现神经性耳聋和视力障碍，有明确的家族史。

继发性肾病：高血压性肾损害、狼疮性肾炎、乙型肝炎病毒相关性肾炎、过敏性紫癜性肾炎、糖尿病肾病、痛风性肾病以及多发性骨髓瘤肾损害等。

西医治疗

一般根据肾病理检查结果给予相应的治疗，但普遍情况下都需要配合如下措施：

● 饮食治疗：适当控制饮食中蛋白摄入量，同时避免肾毒性药物的使用。

● 对症治疗：有水肿则给予利尿治疗，并积极控制高血压、应用抗凝及血小板解聚药，对有高脂血症、高尿酸血症者应给予积极对症治疗等。

● 抑制剂及拮抗剂的应用：蛋白量不多的情况下通常使用血管转换酶抑制剂（ACEI）及血管紧张素Ⅱ受体拮抗剂（ARB）治疗。

● 激素治疗：如蛋白量多，24小时尿蛋白达到2g以上，尤其达到肾病综合征的标准，而肾体积正常，肾病理属于轻度系膜增生型肾小球肾炎、轻微病变型等轻度病理改变者，肾功能正常或仅轻度受损，在无禁忌证的情况下，可考虑给予激素或配合免疫治疗。

对隐匿性肾炎主要是对症处理，通常给予ACEI或ARB类药物，或考虑使用中药治疗，这种情况一般不使用激素或免疫抑制剂。治疗过程中，需定期检查尿常规、肾功能等。

中医治疗

临床上如果以蛋白尿为主要表现，一般按尿浊辨证治疗；以血尿为主者按尿血进行辨证治疗；如果以水肿为主要表现，通常根据水肿进行辨证治疗。常用治法有健脾补肾法、清热利湿法、益气活血法等。

1. 辨证治疗

（1）张琪诊治经验

作者导师张琪教授是著名的国医大师，应用中医药治疗慢性肾病数十年，积累了丰富的经验。导师认为脾肾虚弱是慢性肾病的病理基础，水湿、湿热、瘀血是慢性肾病的主要病理，虚实寒热夹杂是慢性肾病的病理特征。在治疗方面，可分为几种情况：

• 水肿与蛋白尿并存，但水肿表现为重，应先消水肿，往往随着水肿的消失而蛋白尿也消失；

• 水肿与蛋白尿并存，但水肿轻，以蛋白尿表现为主者，以治蛋白尿为主，同时兼治水肿；

• 无水肿或经治水肿消失而蛋白尿不愈者，应以治疗蛋白尿为主。

（2）朱良春诊治经验

国医大师朱良春教授对慢性肾炎的治疗独有见解及发挥。朱教授认为慢性肾炎致病因素比较复杂，脾肾两虚是发病的内在因素，风、寒、湿、热为其诱因，而脏腑、气血、三焦气化功能失调乃是构成本病的病理基础，治疗大法当标本兼顾。

朱教授治疗慢性肾炎的主要经验如下：

•肾虚为本，湿热为标，治宜益肾清利

朱教授认为对于肾炎单循温补脾肾之常法为治，虽病愈者不少，但仍有部分病例之水肿难以消退，蛋白尿缠绵难除，病情反复，并易于感冒。究其根由，乃正虚而邪气未去，内湿外湿相合，留恋气分，弥漫三焦，郁而化热，加之肾气亏虚，使病情缠绵不愈。故当在补益脾肾之剂中，加入清利湿热之品，如白花蛇舌草、六月雪、菝葜、漏芦、荠菜花、薏仁、石韦、龙葵等，可提高疗效。

•肾精不固，邪毒久羁，通补开合为法

朱教授认为湿热内蕴，肾气不固，精气外泄，可出现蛋白尿。对于这类患者，如果单补不泻，则越补越滞，邪不得去，正不得安；单泻不补，则越泻越虚，正气不固，邪气羁留。故拟方固涩利水并用，使补中寓泻，泻中寓补，而成通补开合之剂。临证常用益智仁、金樱子、芡实、乌梅炭、五味子，配合六月雪、菝葜、玉米须、土茯苓、车前草等清利之品。

•久病多虚，气虚血滞，必须益气化瘀

朱教授认为病久肾气亏虚兼血瘀之证，呈面色晦滞，腰疼如折，舌色紫绀，且水肿长期顽固不消，治疗必须在温肾健脾之中，参入益气化瘀之品，方可获效。对此，朱老拟方"益气化瘀补肾汤"治疗。药用：生黄芪30g，全当归、川芎、红花各10g，淫羊藿15g，川断、怀牛膝各10g，石韦15g，益母草90～120g（煎汤代水煎药）。临床可辨证加减。

2. 辨病治疗

消除蛋白尿，可选用黄芪、昆明山海棠片，用于慢性肾炎。但昆明山海棠有一定毒性，肾功能不全者不宜选用。

防止肾间质纤维化可用药物如田七；改善血液高凝状态及血液动力学可用药，如田七、丹参、蒲黄、菟丝子、水蛭等。

饮食与调养

慢性肾炎在治疗过程中需要良好的调理，包括适当休息，避免过劳过逸。

蛋白质等营养成分的摄入必须均衡合理，蛋白质一般控制在每日每公斤体重1g以内。适量饮水、限盐、补充维生素、充足的碳水化合物等。

对于平时易感冒或并发慢性鼻炎等，或体质偏气虚者可以给予中药玉屏风散等以加强正气，提高抵抗力。

如有并发症要及时治疗，例如并发咽喉炎的患者要及时处理咽喉疾病，用药时应该注意不要过于苦寒，也不可长期使用，以免过于苦寒伤及正气。

预后与随诊

慢性肾炎的预后与其病理相关，如果属于轻微病变型者，其预后一般较好；如果病理类型属于膜增殖性肾炎或发病时已有肾功能损害，或对药物治疗不敏感，或并发高血压等，往往预后欠佳。

隐匿性肾炎预后一般良好，起病后5年内，半数以上有机会缓解，对伴以显著蛋白尿者，则预后不容乐观。即使患者病情稳定也需定期到专科随诊，检查尿常规、肾功能等指标。

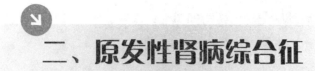

二、原发性肾病综合征

肾病综合征用来概括因多种肾病理损害所致的严重蛋白尿及其相应的一组临床表现。它不是一种独立的病，而是具备这些特征的一组临床症候群。其临床特点是大量蛋白尿、低蛋白血症、伴有高脂血症和高度水肿。

肾病综合征分为原发性肾病综合征和继发性肾病综合征，2/3的成人患者和大部分儿童的肾病综合征均为原发性。

病因

原发性肾病综合征（primary nephrotic syndrome，PNS）是常见的慢性疾病，目前对其病因、发病机制尚未能完全阐明，但认为其致病因素包括免疫、环境、遗传等，其中免疫因素是主要的致病因素。免疫因素包括体液免疫、细胞免疫、肾脏固有细胞参与的免疫因素是原发性肾病综合征的致病机制。

临床中还常见频繁复发，存在激素依赖、激素抵抗等难题。感染是小儿原发性肾病综合征复发的主要因素。激素剂量不足、疗程太短、不合理饮食以及疲劳是致原发性肾病综合征复发的原因。

诊断

有些患者发病或有上呼吸道感染病史，平时可有水肿等病史。

大量蛋白尿和严重低蛋白血症是肾病综合征诊断的必备条件。大量蛋白尿是指24小时尿蛋白＞3.5g；严重低白蛋白血症是指血清蛋白低于30g/L。患者另可能有高血脂等。

原发性肾病综合征明确诊断后，临床还要特别注意其并发症，包括在治疗过程中出现的并发症。

表2-3　原发性肾病综合征常见的并发症

并发症	临床表现
血容量下降	严重的血容量下降，呈少尿、尿钠减少。或见血流量不足的表现，如四肢厥冷、静脉充盈不佳、体位性血压下降、脉压小以及血液浓缩等
营养不良	消瘦、易感冒，低蛋白血症
血液高凝状态及血栓形成	深静脉甚至肾静脉主干血栓形成
急性肾衰竭	常因感染、血栓、药物等因素诱发
药物引起的副作用	如使用激素引起上消化道出血、低钙等
感染	与长期使用免疫抑制剂，导致免疫功能下降有关。包括呼吸道、泌尿道以及皮肤等细菌或病毒感染等。
高脂血症及其引发问题	血脂升高，加重心血管疾病

实验室检查

尿液检查主要是检查蛋白尿等项目；血液检查则为清蛋白、血脂、血黏度检查等；超声检查双肾及肾静脉、深静脉等。

肾病综合征诊断后，必须排除继发性病因和遗传性疾病，才能诊断为原发性肾病综合征。

原发性肾病综合征一般需要及时进行肾穿刺病理活检获得病理诊断。原发性肾病综合征常见的病理类型有微小病变型肾病、系膜增生性肾小球肾炎、系膜毛细血管性肾小球肾炎、膜性肾病以及局灶性节段性肾小球硬化等。

鉴别

原发性肾病综合征需与继发性肾病综合征相鉴别。有病因可寻的肾病综合征通常称为继发性肾病综合征。

表2-4　常见继发性肾病综合征

· 糖尿病性肾病

· 狼疮性肾炎

· 肾淀粉样变性

· 恶性肿瘤，如乳腺癌、肺癌、胃癌、结肠癌和淋巴增生性疾病常可发生肾病综合征

· 紫癜性肾炎

· 金霉胺、青霉胺、非甾体类抗炎药等引起的肾病综合征

老年肾病综合征需要密切排除继发因素，如恶性肿瘤性肾损害、糖尿病肾病、肾淀粉样病变等。

西医治疗

对症利尿。如果水肿明显，可口服呋塞米、双氢克尿噻、安体舒通等药，必要时可静脉注射利尿药。极为严重的水肿，有时需要临时进行血液透析（单纯滤过）等。

对于严重低蛋白血症者，可输血浆和清蛋白以提高血清蛋白，减轻水肿，但大量输注清蛋白会加重肾损害，因此临床上应尽量少用。

肾病综合征患者在下列情况下，可考虑使用清蛋白：第一，曾使用大量的利尿药而利尿效果不好；第二，使用利尿药后出现低血容量；第三，参考血清蛋白，如低于20g/L。否则，不主张使用，以免加重肾脏损害，且浪

费药物资源。

肾病综合征如出现血脂升高、血黏度升高等并发症，也需要及时分别进行降脂、改善血黏度等对症治疗。

● 免疫疗法

原发性肾病综合征应用激素治疗，其疗效与病理类型有关。

病理类型为轻度系膜增生性肾炎和早期膜性肾病的患者，激素治疗可有明显疗效；而对膜增殖型及局灶性节段性肾小球硬化，治疗效果较差或无效。

因此不可因患者有大量蛋白尿就使用激素治疗，最好根据病理类型决定是否应用激素及使用的剂量。

使用激素治疗前一般主张进行肾穿刺病理活检，但也有先行激素治疗，而后根据情况，必要时再进行肾穿刺病理活检，并根据病理类型再调整药物。

一般激素使用方法分三个阶段：

第一阶段为治疗剂量阶段，每日按照1mg/kg，早晨1次顿服，一般用6～12周，有效后逐渐减量；部分患者虽然使用激素治疗但病情仍不能缓解，需要及时进行肾穿刺病理活检以明确病理类型。

第二阶段为减量阶段，一般每1～2周减5mg，减到每日20～30mg时减量速度更要缓慢，因为在此阶段病情易复发，若复发时可加细胞毒性药物。

第三阶段为维持阶段，病情稳定后，用小剂量每日5～10mg维持。

有些患者虽在首次治疗后获完全缓解，但短期内，如6个月以内复发，甚或药量减至一定程度即复发，则为激素依赖型，可重新使用激素治疗，并待激素按上述常规减量至维持剂量持续治疗时，可持续服药12～18个月。在不同的阶段配合中药治疗以减少复发情况。

如果患者肝功能不好，可用相同剂量的泼尼松龙（prednisolone）代替泼尼松（prednisone），因泼尼松需在肝内代谢转变为泼尼松龙发挥作用。

对激素无效或出现毒副作用时，可改用免疫抑制剂治疗，如环磷酰胺、霉酚酸酯等。

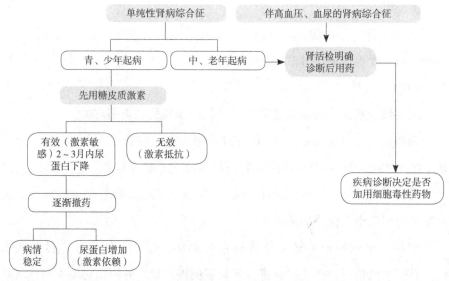

图2-1　原发性肾病综合征激素（类固醇）治疗示意图

中医治疗

水肿以脾肾亏虚为本，风邪、湿热、水湿、血瘀为标，常为饮食不慎或劳倦过度所伤。病机则主要是影响肺、脾、肾以及三焦的气化功能，导致水液运行失调，产生水肿。

1. 辨证治疗

如果没有明显水肿，只表现为尿液混浊或尿液泡沫多，临床多诊断为尿浊，多见于肾气亏虚、肾关不固、精微下泄造成尿浊；或湿热等证。

原发性肾病综合征一般需要进行肾穿刺病理活检后，决定是否及如何采用激素治疗。在病情发展过程中，按水肿与蛋白尿的轻重进行辨证论治。常见类型参考如下：

•脾肾亏虚型

〔主症〕倦怠乏力、纳呆、腰酸腿软、尿浊多泡。舌淡苔白，脉沉细。

〔治法〕健脾补肾。

〔方药〕参芪地黄汤加减治疗。

此时一般尿蛋白量较多，精微外泄，可在上述方药的基础上加固涩药，如芡实、莲须、金樱子；对于气虚明显者可加大剂量的黄芪。

- **阴虚湿热型**

〔主症〕周身乏力、倦怠、口干舌燥、口苦、大便不爽、小便黄赤。舌淡红，或舌尖赤，苔黄腻。

〔治法〕益气养阴，清热利湿。

〔方药〕莲子清心饮加减。

导师张琪教授常用此法治疗气阴两虚，湿热留恋所致的大量蛋白尿、低蛋白血症患者。常用处方：黄芪30g，党参20g，石莲子15g，地骨皮15g，柴胡15g，黄芩15g，茯苓15g，麦冬15g，车前子15g，白花蛇舌草30g，益母草30g，甘草5g。

- **湿浊瘀阻型**

〔主症〕慢性肾病大量蛋白尿，或慢性肾病长期不愈出现瘀血，表现为舌暗，血浆纤维蛋白原定量升高，严重者可出现静脉血栓形成。

〔治法〕活血化瘀、利湿化浊治疗。在活血方面，可根据引起瘀血的病机不同，如气虚、气滞、湿浊等，分别采用益气活血、行气活血、化湿活血等法。

〔方药〕五苓散合桃红四物汤加减。

或可在辨证用药的基础上加活血化瘀药，如丹参、益母草、桃仁、红花、当归、川芎、赤芍等。

名家经验

杜雨茂教授对于蛋白尿有独特看法，他认为蛋白尿有以下四个重点：

- 肾元亏虚，调补阴阳：临床观察肾虚以阴虚多见，能否恰当补肾是治疗蛋白尿的关键。肾阴虚者，用二至丸加生地、山萸、怀牛膝；肾阳虚者在补肾阴的基础上酌加温肾阳之品，如附子、桂枝、桑寄生、鹿衔草等。

• 截留止涩，固摄精微：补肾基础上加金樱子、芡实、沙菀蒺藜、五味子等固涩精微之药。

• 土封肾藏，补脾强关：肾者主蛰，封藏之本，精之处也。四君子汤加黄芪30～120g。

• 逐湿热瘀血，以祛邪安正：肾病日久不愈，常夹有水湿、邪热、瘀血等病邪，此类病邪又影响到脾肾，使精微物质失于固密而外流，蛋白尿加重。治疗上对于夹有瘀血者可选加益母草、丹皮、红花、泽兰等；有湿热者，加金钱草、石苇、土茯苓、半边莲、鱼腥草等。

2. 辨病治疗

一般情况下，微小病变型肾病综合征对激素治疗比较敏感，但易复发，有的可能属于激素依赖。在停用激素后加强益气固表，如使用玉屏风散治疗。

由于膜性肾病临床上常常并发血液高凝状态，甚至出现血栓形成，因此处方用药时强调活血化瘀治疗，如在辨证的基础上加用丹参、三七、蒲黄、菟丝子、水蛭等。

由于原发性肾病综合征是一免疫性疾病，对于小腿水肿、蛋白尿明显者，可在辨证的基础上参考选用一些具有肾上腺皮质激素样作用的中药。如山茱萸、蛇床子、当归、苦参、黄芩、穿心莲、雷公藤、昆明山海棠等中药具有免疫抑制剂作用，可抑制体液和（或）细胞介导的免疫反应使病变减轻。

中药女贞子、枸杞子、菟丝子、补骨脂、地黄、山茱萸、冬虫夏草、芡实、黄精、淫羊藿等补肾药物，可促进受损肾组织康复。

饮食与调养

原发性肾病综合征病情未控制时，由于大量蛋白从尿中排出，导致血清蛋白降低，应在短期内适量增加饮食中的蛋白质，但如有氮质血症应限制。

一般饮食蛋白摄入量为每日1.0g/kg。如尿蛋白多而肾功能正常，饮食蛋白摄入量可增加至每日1.5g/kg。水肿、高血压患者应限制钠盐，水肿严重时应限制饮水量。

平时适寒温、慎起居，注意休息，进行适量运动而避免过分剧烈，保证有充足的睡眠。

如患者长期服用激素，免疫力下降，易于并发呼吸道感染，或对于体弱易感冒者，可选用玉屏风散以增强抵抗力。

如有经常咽炎、扁桃体炎则应及时治疗。

表2-5　使用激素治疗时要注意的问题

严格适应证	必须严格按照适应证，并且排除了禁忌证之后才可使用
保护胃黏膜	必须配合使用胃黏膜保护药物，如胃舒平，必要时需使用制酸剂，如洛赛克等
防止骨坏死	如长期使用，必须留意股骨头情况，避免用药期间出现股骨头无菌性坏死等严重并发症，年龄较大者必须配合使用钙片等
配合中医药	中药配合使用丹参、三七等以改善血液高凝状态，如表现为燥热之证，宜配合中药清热解毒之品
及时调整	用药过程中需要定期检查尿常规、尿蛋白定量等，如效果不明显或出现比较严重的副作用应该考虑减药或停药，或加用其他药物

预后与随诊

预后

原发性肾病综合征的预后与肾病理类型关系密切，是否得到合理治疗，病情会有很大的差异。

如微小病变型对激素敏感，肾功能正常者预后多较好，但易复发。局灶性节段性肾小球硬化、膜性肾病、膜增生性肾炎等肾功能进展状况则不同。

表2-6　原发性肾病综合征的预后相关因素

相关因素	预后
病理	微小病变型、部分轻度系膜增生性肾炎和部分膜性肾病，大部分可获得临床好转；中、重度系膜增生和膜增殖性肾炎、局灶性节段性肾小球硬化疗效较差，预后不良，而膜性肾病病情进展缓慢
对激素的反应	一开始就对皮质激素治疗反应不良，预示治疗困难，预后不良
血尿与蛋白尿	血尿不明显，病理上多为微小病变型或轻度系膜增生性肾炎，预后较好。长期大量尿蛋白者预后不佳
高血压	高血压者肾衰竭出现较早，预后较差
血脂、血黏度	高血脂可促进肾小球硬化、血栓栓塞等并发症，其预后不佳
治疗时期	成人肾病综合征起病后半年以上未得到合理治疗者预后差。因此，早确诊、早治疗，预后相对较好

随诊

肾病综合征是慢性病，常有复发倾向。因此，即使病情稳定也应该定期随诊。随诊过程中需要注意检查尿常规等指标，并注意防治并发症。

所服药物需要按规范进行调整，不可随意加药或减药。合理配合中医治疗对改善整体预后及减少激素等药物的副作用等有一定的帮助。

参芪地黄汤和升阳益胃汤加减治疗膜性肾病

患者，女，49岁。2009年1月19日首诊。

简要病史：患者于2008年9月因出现双下肢水肿而进行尿常

规检查，发现尿蛋白。查血清蛋白下降。24小时尿蛋白定量为2.41g。2008年10月肾穿病理检查提示：膜性肾病，给予ACEI类等药。2009年1月复查24小时尿蛋白定量进一步升高，达5.57g，血清蛋白30g/L。西医要求给予类固醇激素治疗，患者不同意，遂转诊中医。证见：倦怠乏力，脚麻木感，双眼睑及双下肢凹陷性水肿，腰酸，舌淡暗，苔薄黄，脉沉细。

[治疗经过] 证属脾肾亏虚，水湿瘀阻，治以健脾补肾，活血利水。先后给予自拟方、参芪地黄汤等合升阳益胃汤加减。至2009年9月14日复查24小时尿蛋白0.475g，血清蛋白36g/L。2010年1月后尿蛋白持续阴性，改每周服中药2~3剂。2010年7月23日复诊无水肿，尿蛋白阴性，肾功能正常。

[体会] 本例肾穿刺病理活检提示为膜性肾病，膜性肾病出现大量蛋白尿，通常需要考虑使用激素治疗，但是由于患者不同意使用激素治疗，于是转诊中医，这也是香港地区部分肾病患者求诊中医的常见原因。

本例病机为肾气亏虚、肾关不固则可导致蛋白等精微物质下泄而产生尿液混浊、见泡沫多，则属尿浊。而脾气虚弱，脾不升清；或湿热内蕴，湿热之邪也可伤及于肾造成蛋白尿。同时，大量蛋白尿等也造成精气更亏，脾肾亏虚更甚。

因此中医治疗主要在于健脾补肾。经治疗，患者水肿消失，尿浊减轻，尿蛋白转阴，病情获得改善，虽膜性肾病本身有一定的自然缓解倾向，然中医通过扶其正气，改善患者全身状态来促进疾病本身的自愈亦是可能。

三、IgA肾病

原发性IgA肾病（IgA nephropathy）是一种免疫复合物介导的肾小球肾炎，以肾小球系膜IgA沉积为主要特征。IgA肾病是最常见的原发性肾小球疾病，它是各年龄阶段终末期肾病的重要病因。本病以青年人多见。

病因

IgA肾病的发病机制尚未完全清楚，比较一致的认识是IgA肾病是一种免疫复合物引起的肾小球疾病。细胞因子、炎症介质、血液动力学异常、遗传因素以及肾小球内凝血与纤溶障碍等，在IgA肾病发病与进展过程中均起了重要作用。

诊断

一般情况下，IgA肾病无明显的全身症状，有的则可出现轻度全身不适、腰痛，个别会出现尿频不适等。有的患者平时有不同程度的、反复发作的蛋白尿、血尿等病史，有时伴有高血压、肾功能受损等。

尿常规检查是早发现IgA型慢性肾病的最有效的方法。IgA肾病是具有共同免疫病理特征的一类疾病。凡在肾小球系膜区有明显的颗粒状IgA沉积，系膜细胞和系膜基质增生，系膜区扩大，并排除了其他继发性的IgA沉积的疾病，如紫癜性肾炎、狼疮性肾炎、乙肝相关性肾炎、酒精性肝病时，才可归入IgA肾病的范围，故本病的确诊主要靠肾活检。

病情活动的判断

IgA肾病病情活动一般可以从临床与病理检查获得判断。

临床指标，如进行性加重的血尿、血压升高以及短期内肾功能减退。病理活动指标，如系膜细胞增生；毛细血管内增生、细胞性新月体；毛细血管袢纤维素样坏死；间质炎性细胞浸润、水肿及足细胞脱落、缺失等。

鉴别

原发性IgA肾病需与薄基底膜肾病鉴别，后者常为持续性镜下血尿，常有阳性血尿家族史，肾脏免疫病理显示IgA阴性，电镜下弥漫性肾小球基底膜变薄。两者一般不难鉴别。

另外，也需鉴别继发性IgA沉积为主的肾小球病，如过敏性紫癜性肾炎、慢性酒精性肝硬化等。

西医治疗

1. 少量蛋白尿

24小时尿蛋白定量<0.5g，肾小球滤过率>60ml/min者，一般不需要进行激素治疗，却需要长期随诊，定期检测尿常规、肾功能等。

24小时尿蛋白>0.5g时，需要加用ACEI类药物。24小时尿蛋白定量<1g或单纯血尿、肾功能正常，这类患者病理改变多为轻度系膜增生或微小病变，但不一定都是良性过程，应当长期观察。应尽量避免劳累、预防感冒和避免使用肾毒性药物。积极去除血尿诱因，如反复发作性扁桃体炎、胆囊炎、鼻窦炎、慢性肠炎等。

是否使用激素和免疫抑制治疗，取决于肾脏的病理活动情况，如系膜细胞增生，且间质多灶性淋巴细胞或单核细胞浸润等，可给予中小剂量激素治疗。

2. 中量蛋白尿

24小时尿蛋白在1～3.5g，病理类型属中度者，一般主张给予泼尼松每日0.5g/kg，隔日给药，治疗6个月，并在治疗第1、3、5月初可每日给予甲基泼尼松龙1g冲击3天。这样可以减少蛋白尿、保护肾功能。

如果血肌酐正常，或轻度升高，如血肌酐<177μmol/L者，一般主张给予泼尼松每日0.4～1mg/kg，具体剂量根据尿蛋白定量及肾病理活动程度决定。

对于慢性肾功能不全，血肌酐在133～250μmol/L，病理以活动性病变为主者，一般主张泼尼松每日40mg口服，并在2年内减至10mg。环磷酰胺每日1.5mg/kg治疗3个月，然后给予硫唑嘌呤治疗至少2年。

如果肾病理损害Lee氏分级大于或等于Ⅲ级，伴有活动性病变者可选择性合用免疫抑制剂，如霉酚酸酯。在合用霉酚酸酯时，激素可以减量，避免诱发或加重感染。

3. 大量蛋白尿

24小时尿蛋白＞3.5g，而肾功能正常，病理类型表现为轻微病变或轻度系膜增生性肾炎者，一般主张给予激素起始剂量每日1mg/kg，使用8～12周，逐渐减量，每1～2周减5mg，共治疗6个月，也有主张总疗程达2年，如疗效不佳可以加用细胞毒药物。

病理表现为重度系膜增生性肾炎，或局灶性节段性肾小球硬化，或系膜毛细血管性肾炎者，一般主张用激素加细胞毒药物联合治疗。

IgA肾病伴肾衰竭时，特别是新近出现的IgA肾病肾衰竭者，除去一些常见的可逆因素外，则考虑为病情活动的可能，必须根据临床表现和实验指标进行分析。

对于表现为肾功能快速进展的IgA肾病，在排除禁忌情况下可考虑重复肾活检，以了解有无新出现的新月体肾炎，同时还可以与急性肾小管坏死相鉴别。如新出现了大量细胞型新月体，一般情况下还需要应用激素联合免疫抑制剂。

对于血肌酐＞250μmol/L，肾小球滤过率＜50ml/min者，一般认为须慎重选用激素和免疫抑制剂。

中医治疗

IgA肾病临床表现可能以血尿为主，也可能以蛋白尿为主。以血尿为主的属中医的"尿血"范畴；以蛋白尿为主的属中医的"尿浊"范畴；如果水肿严重则属中医"水肿"范畴；如果出现了肾衰竭，则可归入"肾劳"范畴。

1. 辨证治疗

临床上以血尿为主可能有湿热、肾虚湿热、阴虚湿热、气虚等不同，可分别采取清热利湿、补肾清热利湿、滋阴清热利湿、益气固涩止血等法。对于以尿蛋白为主则采取补肾固涩治疗为主。

常用药物如山茱萸、菟丝子、仙鹤草、黄芪、七叶一枝花、玉米须、炒白术、小蓟、三七、赤芍、丹皮等。

对于经常发生的咽喉炎症，中医可以予以辨证治疗，通常重视清热解毒利咽，或者养阴清热利咽治疗。

2. 辨病治疗

●防治感染

对于并发上呼吸道感染者，可治以清热解毒利咽、疏风解表兼以凉血止血等法；对于伴有肠道感染者，则应健脾化湿兼以利水通淋祛邪。平时病情稳定则可以采用扶正的办法提高体质，如对于气虚者给予人参、黄芪等益气固表，枸杞子、胡桃肉、冬虫夏草等补肾填精。

• 调节免疫

雷公藤、人参、冬虫夏草、黄芪等对促进正常人体免疫功能、清除免疫复合物、修复正常组织等有一定的帮助，可酌情使用。

• 防止肾纤维化

对于慢性期以瘀血表现明显者，则以祛瘀止血为主要治法，适当使用活血化瘀药对预防肾纤维化有一定的帮助。

饮食与调养

一般主张清淡饮食，避免刺激性强如煎炸、烧烤、火锅等热气食品，避免进食咖喱、大量辣椒等食物，尤其是咽喉红肿发炎时更不能进食。

食后及时漱口以免咽部留有细菌培养基，晨起及时漱口，可用淡盐水或淡茶漱口；避免进食零食，偶尔进食，也要及时漱口。及时治疗口腔疾病，包括蛀牙等治疗。

避免进食过多脂肪量高的食物、动物内脏等，以免出现或加重血脂升高、尿酸升高等。

进行适当运动以增强体质，同时要避免过量运动、劳累以免加重病情。注意预防感冒，天气变化或流感季节时避免去到公共场所，必要时佩戴口罩。

IgA肾病常伴有扁桃体发炎肿大，积极治疗扁桃体炎可改善IgA肾病病情。对反复发生扁桃体感染肿大，并已经成为慢性病灶而诱发或加重血尿、蛋白尿者，可考虑进行扁桃体摘除手术。亦可先考虑其他治法，如中药疗法，一般给予养阴利咽或清热利咽等药物治疗，可改善病情。笔者常用清热养阴利咽方治疗，有一定的效果。

清热养阴利咽方

〔处方〕生地、金银花、岗梅根、麦冬各15g，玄参、牛蒡子、芦根各12g，桔梗、蝉衣、乌梅各6g。

〔用法〕水煎服。用于经常咽喉不适、扁桃体肿大。舌红，苔黄者。对于肠胃不适、纳呆便溏者不宜。

预后与随诊

IgA肾病是慢性肾衰竭的重要原因，发病时血肌酐已升高，严重蛋白尿，肾病理出现广泛、节段性肾小球硬化或显著的肾小管间质损伤等，均强烈提示预后不良。男性患者、起病年龄＞40岁及伴有中度高血压者亦提示预后不良。

很多IgA肾病是在体检中发现蛋白尿或血尿，或因感冒后出现血尿进一步检查而发现的。IgA肾病常由感冒或咽炎而诱发或加重，平时应注意提高体质、预防感冒；随诊中要特别注意咽部检查，及时治疗咽喉部疾患，注意定期检查尿常规及肾功能等。

滋肾养阴化湿法治疗 IgA 肾病

患者，女，38岁。2012年2月24日首诊。

简要病史：过往妇科问题就诊于伊丽莎白中医，2011年6月小产后检查发现蛋白尿，于2012年12月肾穿检查提示：IgA肾病，局灶性增生性肾小球硬化。长期服用氯沙坦钾5mg。因求嗣及治疗肾病，故转诊中医。平时尿见泡沫，腰酸。舌淡暗，苔薄黄，脉沉细。查：尿蛋白++。

[诊断] 尿浊。

[辨证] 肾阴亏虚，湿瘀内阻。

[治法] 滋肾养阴，化湿，活血。

[处方] 山茱萸15g，茯苓10g，白芍10g，熟地黄12g，墨旱莲10g，女贞子10g，丹参20克，青风藤10g，莲须6g，黄蓍15g，杜仲12g，蛇床子10g，巴戟（制）10g。每日1剂。

[饮食调护] 清淡低盐饮食，避免煎炸热气食物。注意休息，勿过劳。

[治疗经过] 患者服药后腰酸减轻，一般情况良好，蛋白量逐渐减少，有时为阴虚。血压稳定。每日1剂，于2013年2月7日，检查妊娠反应阳性。怀孕后停服所有中、西药。停药后24小时尿蛋白增加至1克以上，于是再就诊中医，仍治以补肾养阴，化湿，2周后复查24小时尿蛋白定量在0.6克。

孕35周，检查24小时尿蛋白0.78克，因临近围产期，血压稳定，仍嘱全部停服中药，生产前检查24小时尿蛋白1.2克。

2013年10月4日，生产后3周复诊，小孩健康，已恢复服用降压药，但蛋白下降不明显，恶露未尽，前来复诊，治以补肾活血，益气养阴，方用生化汤合六味地黄汤随症加减。于2014年6月23日，查24小时尿蛋白定量为0.5g。2015年2月6日随诊，病情稳定，月经正常。纳食好，大便调，尿液少许泡沫。舌淡红，苔薄黄，脉细，咽稍红。血压正常，继续观察治疗。

[体会] 患者为IgA肾病，局灶性增生性肾小球硬化。高龄妊娠，又长期服药，确实在治疗方面有困难。

一般而言，慢性肾炎活动期、存在大量蛋白尿或伴有严重高血压、肾衰竭的妇女不宜生育。妊娠可使病情加重，甚至造成肾功能急剧恶化。但对于仅有少量蛋白尿，无明显高血压及肾功能正常者，在严密医疗监护观察下可允许妊娠。

但有肾炎者，怀孕的机会降低。本患者在以中医为主的治疗下正常妊娠并生产，并保持尿蛋白稳定，实属可喜。

四、慢性间质性肾炎

慢性间质性肾炎（chronic interstitial nephritis）是一组以肾小管萎缩、间质纤维化和不同程度细胞浸润为主要表现的疾病。

慢性间质性肾炎常无特殊症状，仅在体检时或因其他疾病就诊时被发现，也有较早出现肾小管浓缩功能障碍，如夜尿多、低钠血症、酸中毒等。

一般情况水肿不明显，尿液中多无蛋白，血尿也不常见。早期血压正常或轻度升高，如果出现大量蛋白尿和血尿，常常同时存在肾小球疾病，某些慢性肾小管间质性肾炎有肾结石形成。

病因

肾间质损害的机制可涉及免疫损伤、感染、中毒、代谢紊乱、尿路机械性梗阻和遗传因素等方面。约20%的慢性肾小管间质性肾炎与长期服用药物有关。

诊断

- 明确的病史，如长期肾盂肾炎或长期服用止痛药等病史。
- 尿液检查。

表2-7　慢性间质性肾炎尿检特点

类别	特点
尿浓缩功能明显减退	如尿比重、尿渗透压低
尿沉渣	可见 β_2-微球蛋白、溶菌酶
尿蛋白	少量低分子量蛋白尿，24小时尿蛋白定量通常<1.5g。当合并肾小球疾病时，可有较明显蛋白尿
尿细胞成分	尿中少量细胞，无细胞管型，伴肾脏感染时，可有较多白细胞及白细胞管型；伴肾乳头坏死时，可见血尿及坏死脱落组织为肾小管结构

- 肾功能检查：轻度慢性间质性肾炎患者的肾功能可正常，有明显病变时，可有不同程度肾功能改变，但一般以肾小管功能减退为主，肾小球功能改变不明显，除非慢性间质肾炎与肾小球病并存，也可出现明显肾小球滤过率减退。
- 影像学（B超、X线、放射性核素等）检查，可见双肾体积属正常或缩小。
- 肾活检主要可见不同程度的间质纤维化、肾小管萎缩、间质弥漫性浸润淋巴细胞和单核细胞；部分病人肾小动脉内膜增厚、管腔狭窄以及肾小球缺血性皱缩及硬化。

鉴别

慢性间质性肾炎起病隐匿，早期常因症状不明显，易误诊为慢性肾盂肾炎或慢性肾小球肾炎等。

表2-8　慢性间质性肾炎常见的类型

类别	举例
原发于或累及肾间质的疾病	·慢性肾盂肾炎、肾结核、重金属（铅、镉）中毒性肾病、止痛药引发的肾病、系统性红斑狼疮及特发性间质性肾炎等
原已有泌尿系统疾病，继发间质性肾炎	·如膀胱输尿管返流性肾病、尿路梗阻、肾小动脉硬化、慢性肾小球肾炎、慢性肾移植排斥等
全身性疾病引起的间质性肾炎	·多发性骨髓瘤、淋巴瘤、白血病、淀粉样变、高尿酸血症、高钙血症、低钾血症、干燥综合征等
先天性、遗传性疾病	·髓质海绵肾、髓质囊性病、先天性多囊肾等

西医治疗

（1）病因治疗：控制和去除病因，使病变停止发展，及时解除尿路梗阻，纠正代谢紊乱，有尿路感染时应积极抗感染；对肿瘤细胞直接浸润间质者，应及时采取肾区放射治疗和全身化疗。

（2）对症治疗：以肾小管功能障碍为主者应及时纠正水、电解质和酸碱平衡紊乱。防止因脱水、低血压等使肾功能进一步减退。

（3）出现慢性肾衰者，则按慢性肾衰治疗原则进行处理，如积极治疗高血压、肾性骨病、肾性贫血等并发症。对于晚期肾衰竭需及时进行必要的替代治疗。

中医治疗

1. 辨证治疗

中医根据患者出现的临床症状及疾病的时期辨证论治，早期通常分为脾肾亏虚、气血亏虚等证型；晚期通常需要扶正祛邪，标本兼治。

脾肾亏虚者治以补益肾气，方取参芪地黄汤加减；气血两虚者治以益气养血，方取八珍汤或十全大补丸加减治疗。

中华中医药学会肾病分会则将慢性间质性肾炎分为湿热留恋证、气阴两虚证、肝肾阴虚证及阳虚水泛证，可供参考。

2. 辨病治疗

早期主要针对引起间质性肾损害的原因进行对因治疗，如：采用清热解毒药物治疗引起间质性肾炎的感染，而对于过敏所导致的间质性肾炎，首先需要停止可疑过敏药物。

有尿路梗阻则及时解除尿路梗阻。对伴发血尿酸升高者，则配合薏米、萆薢、秦皮、车前草等药。

丹参、田七、益母草、蒲黄等可扩张肾血管，改善肾微循环，阻止肾纤维化。而淫羊藿、肉苁蓉、冬虫夏草等有促进肾小管细胞修复作用，临床可在辨证基础上选用。

饮食与调养

避免感染、合理用药、避免滥用止痛药等都是预防慢性间质性肾炎的重要措施。

一旦确认出现间质性肾炎，则需注意休息、合理饮食、避免劳累与过量饮食等措施，以预防及延缓肾衰竭的进展。

在饮食方面需要清淡，如间质性肾炎由结石引起的梗阻所导致者，应少吃高草酸及高钙食物，如马铃薯、西红柿、菠菜、豆制品、浓茶、海产、奶类等。尿酸性肾病患者应该避免进食动物内脏等高嘌呤食物。

平时可适量多食用具有利尿消肿作用的食物，如冬瓜薏米水、冬瓜薏米粥等。

预后与随诊

慢性间质性肾炎疾病后期则表现为慢性肾衰竭。所有慢性肾衰竭患者中，大约1/3与慢性肾小管间质性肾炎有关。

慢性间质性肾炎预后影响因素，与高血压及肾功能受损程度密切相关。药物性肾损害者，是否及时停药也有重要影响。因此早期诊断、及时停药、保护肾脏等措施十分重要。明确诊断后，随诊需要规范，注意防治并发症。

五、多囊肾

多囊肾（polycystic kidney disease）是肾脏的皮质和髓质出现多个囊肿的一种先天遗传性肾脏疾病。

主要表现为双侧肾脏出现多个或无数个大小不等的液性囊肿，使肾脏明显增大，形态失常。一般到成年才会出现此症状。临床表现主要有腹部膨大、腰部胀痛、血尿、蛋白尿、高血压、囊肿感染、囊肿破裂等。

病因

本病属于常染色体显性遗传性疾病。男女发病几率相等，父母其中一方患病，子女中有50%的患病机会，如果父母均患病，则子女中有75%的患病机会。不患病的子女不携带患病基因，也不会隔代遗传。

诊断

多囊肾患者可因囊肿本身及囊内压力增高、感染等出现以下病状：

●腰、腹不适或疼痛：由于肾脏肿大和扩张，使肾包膜张力增大，肾蒂受到牵拉，或者使邻近器官受压引起。另外，肾脏因多囊含水量大，变得沉重，下坠牵拉，也会引起腰部疼痛。疼痛的特点为隐痛、钝痛，固定于一侧或两侧，向下部及腰背部放射。如有囊内出血或继发感染，则使疼痛加剧。如合并结石或出血后血块阻塞尿路，则可出现肾绞痛。

●血尿、蛋白尿：周期性镜下血尿或肉眼血尿，发作时腰痛常加剧。剧烈运动、创伤、感染可诱发或加重。囊壁下方有许多动脉，由于压力增加或合并感染，使囊壁血管因过度牵拉而破裂出血。蛋白尿一般量不多，24小时尿蛋白一般不会超过2g，故不会发生肾病综合征。

●腹部肿块：有时为患者就诊的主要原因，多数可在腹部皮下触及肿大的肾脏。

●高血压：因囊肿压迫肾脏，造成肾缺血，使肾素分泌增多，引起高血压。患者在肾功能正常时，约一半以上发生高血压，肾功能减退时，高血压的发生率更高。

●肾功能减退：由于囊肿压迫、占位，使正常肾组织显著减少，肾功能逐步减退。肾脏越大，肾功能越差。

鉴别

症状轻的患者，常误诊为单纯性肾囊肿、孤立性多房囊肿等多发性单纯囊肿，家族史和同时存在的肝囊肿可帮助鉴别诊断。

临床最常混淆的还是肾囊肿。

肾囊肿是后天获得性疾病。肾囊肿囊内是液体，一般多在体检中超声检查时被发现。单纯性肾囊肿，多无症状；囊肿较大，合并感染则可有腰痛或偶有镜下血尿；肾囊肿如合并结石或感染，则患侧肾区可有叩击痛。如囊肿直径＞5cm时可能引起患侧腰部胀痛、不适，如合并感染还可引起脓肿。并发感染是肾囊肿恶化的重要原因。

肾囊肿一般不会发生慢性肾衰竭，因此单发性及小的囊肿通常不需要特殊治疗，但要定期进行肾超声检查，观察囊肿是否继续增大。此外，还要与肾肿瘤、肾积水及髓质海绵肾等相鉴别。

西医治疗

对于多囊肾目前尚无有效的根治疗法，主要在于积极预防、及早治疗多囊肾并发症，避免肾功能进一步损害，延缓肾衰竭进展。

1. 早期预防和治疗并发症

高血压、尿路感染、囊肿破裂是多囊肾常见的并发症，也是诱发和加重肾功能损害的重要因素，必须加以及时治疗和控制。但在用药过程中，应注意避免药物的肾毒性作用。如出现血尿不止或剧烈腰痛、腹痛等情况，可能是囊肿感染伴出血或囊肿破裂所致。多囊肾囊肿穿刺抽液治疗：适用于各种类型的囊肿性肾病的治疗。其目的主要在于通过对囊肿的穿刺抽液，消除或减轻囊肿周围肾组织的压迫，恢复肾血流量，保护和改善肾功能。同时对囊肿感染、出血、积脓等也有很好的疗效。目前常用经皮穿刺抽液、囊内注入硬化剂，或经腹腔镜行囊肿去顶减压手术。但术后常有复发可能。

2. 替代疗法

多囊肾肾衰竭晚期患者，常因肾脏功能大部分丧失或完全丧失，对药物反应差，且临床症状日益加重，病情危急，宜考虑进行肾替代疗法，即血液透析或腹膜透析。但因肾囊肿患者肾脏明显增大而使腹腔容量减少，腹膜透析效果较差，故一般采用血液透析治疗。对出血不止或血压难以控制者，必要时可考虑外科手术切除肾脏。有条件者也可进行肾脏移植手术。

中医治疗

本病属于积聚范畴，本病的形成多因先天禀赋不足，致气机失调，气滞血瘀，故早期多为肾虚瘀停；病情进一步发展，逐渐出现高血压、血尿等，多数属于肝肾不足；后期出现不同程度的肾功能损害，则属于脾肾两虚、脾失运化、肾失气化开阖、水湿、湿浊瘀阻。

1. 辨证治疗

（1）肾气不足，瘀阻肾络：病变早期积块较小，其病机关键是气滞湿阻瘀血，治疗重在理气化瘀、清利湿热，兼以补肾。方用桂枝茯苓丸合六味地黄汤加减。

（2）脾肾阳虚，湿浊瘀阻：多见于病之中、后期，正气已亏，、浊毒内停。症见面色㿠白、畏寒肢冷、腹有肿块拒按、尿少水肿、便溏纳差、舌淡暗有瘀点、苔白滑，脉沉迟无力。治宜健脾补肾、温阳活血利水，化湿降浊。方用济生肾气汤加减。

2. 辨病治疗

多囊肾的中医治疗可按照辨证治疗并在此基础上，配合选用党参、黄芪、当归、大黄、丹参、三棱、莪术、牛膝、淫羊藿、地鳖虫、白花蛇舌草等药物，以扶正祛邪，活血化瘀。研究表明，党参、三棱、莪术等可通过抑制多囊肾囊肿上皮细胞的增殖，或降低囊肿上皮细胞表达生长因子，诱导细胞凋亡，从而对多囊肾起到一定的治疗作用。另研究表明土鳖虫水煎剂，能明显抑制经或未经上皮生长因子启动的囊肿上皮细胞增殖，提示其可能具有延缓多囊肾发生与发展的治疗作用。中药三棱化学成分为各种挥发油和氨基酸，能明显抑制TGF（转化生长因子）启动的囊肿上皮细胞增殖，抑制细胞TGF–13的磷酸化，也可能具有延缓多囊肾发生、发展的作用。

饮食与调养

一般主张清淡饮食，避免辛辣刺激、肥甘厚味之品，戒烟酒。

保持大便通畅。宜限盐，高血压、少尿、水肿者更要注意。肾衰竭者，宜按照优质低蛋白饮食。

如出现血尿者，可适当多饮水，或煲白茅根30g，土茯苓20g，薏米20g，以清热凉血止血。

应积极对症及支持治疗，控制高血压、预防尿路感染、防止肾结石等并发症发生，尽量延缓肾衰竭进展。

预后与随诊

多囊肾患者肾功能常呈渐进性减退，在无降压治疗时，同一家族的患者在相似的年龄段均进入终末期肾衰竭。如经积极治疗，预后明显改善。

随着病情发展，囊肿可不断增多增大，最终可因肾组织遭到严重破坏而引起肾衰竭。积极控制高血压及防治并发症、防治感染、避免肾毒性药物使用等是延缓肾衰竭进展的主要措施。如出现尿毒症时，则需要进行透析治疗或肾移植。

六、高血压肾病

由高血压病导致的肾脏损害称为高血压肾病（hypertensive nephropath），属继发性肾病。

高血压肾病的临床特点是长期高血压出现轻度蛋白尿，肾功能减退进展较慢，早期常出现夜尿增多等肾小管功能损害的表现，晚期可出现严重蛋白尿、氮质血症，最终发展为终末期肾衰竭。

病因

高血压与肾损害互为因果，如高血压导致肾小动脉高压、痉挛、肾缺血、肾小球硬化、出现蛋白尿等，形成肾损伤。肾损害也可进一步使肾血管痉挛及阻塞、肾组织缺血加重，造成肾素分泌增多，前列腺素减少，血压升高。

表2-9 高血压的高危人群

·中年以上
·饮酒

续表

·吸烟
·不吃早餐
·喜欢油腻食物
·缺乏锻炼
·有高血压家族史
·喜欢味重食品、零食
·摄盐过多
·性格急躁等

诊断

1. 定义

对于高血压，目前一般定义为：在未服用抗高血压药情况下，成年人（年龄＞18岁）收缩压≥140mmHg和（或）舒张压≥90mmHg则可确诊为高血压。具有持续性血压升高病史5年以上，而后出现蛋白尿，这种情况可能为高血压导致的肾病。

表2-10　血压水平定义和分类

分级	收缩压		舒张压
正常血压	＜120	和	＜80
正常高值	120～139	和（或）	80～89
高血压	≥140	和（或）	≥90
高血压一级（轻度）	140～159	和（或）	90～99
高血压二级（中度）	160～179	和（或）	100～109

分级	收缩压		舒张压
高血压三级（重度）	≥180	和（或）	≥110
单纯收缩期高血压	≥140	和	<90

注：当收缩压与舒张压分属于不同级别时，以较高的分级为准。

2. 临床表现

（1）早期：夜尿增多、尿比重降低、尿钠排出增多、尿浓缩功能下降。

（2）后期：缺血性肾病形成后，肾小球损伤，尿化验异常，少量蛋白尿、红细胞。肾小球功能逐渐受损，肌酐清除率下降，血清肌酐逐渐增高。蛋白尿的产生是评定动脉粥样硬化、肾实质病变严重程度的指标之一。

（3）晚期：肾体积进行性缩小，两侧常不一致，全身表现有高血压眼底病变及心、脑血管病并发症。

对于高血压患者一定要检查尿常规。高血压病可以引起肾脏疾病也可加重肾病，肾病也会引起高血压。慢性肾病与高血压互为因果，每位肾病患者一定要定期积极进行血压检查；将血压维持在理想范围，对预防高血压及高血压肾病有重要意义。

3. 影响诊断的其他因素

在高血压病诊治过程中，还要积极排除继发性高血压。对于原发性高血压病的诊断还应包括以下内容：

• 确定高血压的程度。

• 对高血压进行分级、分组，主要是了解高血压的严重程度和可能导致的后果。

• 评估重要脏器，如心、脑、肾功能。

• 有无合并可影响高血压病病情发展和治疗的情况，如冠心病、糖尿病、高脂血症、高尿酸血症、慢性呼吸道疾病等。

4. 鉴别

表 2-11 高血压肾病与慢性肾小球肾炎继发高血压相鉴别

类别	高血压肾病	肾性高血压
病史	高血压在先，肾病在后	肾病在先，高血压在后
年龄	多为年老患者	多为年轻患者
蛋白尿	蛋白尿一般不多	蛋白尿较多，通常24小时尿蛋白在1g以上
血尿	无血尿	多有血尿

如果病史不清、已经进入肾衰竭阶段，有时鉴别困难。

西医治疗

高血压患者无论是否合并肾损害，都要合理控制血压；把血压控制在正常范围内，这是一个重要的基础治疗原则。防治高血压导致肾损害进展的一般要求目标为血压<130/80mmHg；若有蛋白尿，血压需要下降到125/75mmHg以下。

• 对于早期、轻度高血压病和尿常规正常者可予非药物治疗，保持良好的情绪、减重、限盐限酒、适量运动。

• 可供选用的降压药物有利尿剂、β受体阻断剂、钙拮抗剂、血管紧张素转换酶抑制剂。其中，钙拮抗剂和血管紧张素转换酶抑制剂能同时改善肾脏的血流动力学。

• 恶性肾小球动脉硬化症患者短期内肾功能迅速恶化，在合并有高血压脑病、视力迅速下降、颅内出血等病况，以及不能口服药物时，可静脉注射给药。常用硝普钠、乌拉地尔等药，力争在24小时内控制血压。

• 伴发高脂血症、糖尿病以及高尿酸血症者，应给予相应治疗，同时应用抗血小板聚集和黏附的药物，如双嘧达莫、阿司匹林等，有阻止肾小球动脉硬化的作用。

• 对于晚期慢性肾衰、尿毒症患者可采取血液透析等替代治疗。

中医治疗

高血压性良性小动脉性肾硬化治疗应以中医辨证治疗为主，积极治疗高血压，防止肾脏硬化。对血压控制不理想者，应予以中、西医结合治疗。当出现肾衰竭时，与其他原因所致的肾衰竭治疗基本相同。

1. 辨证治疗

良性小动脉性肾硬化，临床上以本虚标实为多见。滋养肝肾、补益肾气为法治其本，以平肝潜阳、活血祛瘀、化痰泄浊利水为法治其标。常见的中医治疗高血压分型如下：

• **阴虚阳亢：** 证见眩晕、头痛、视物模糊、耳鸣、腰膝酸软、五心烦热、口干口苦、面色潮红、尿黄、舌质红、苔薄白或薄黄，脉弦细。治以滋阴潜阳。方用天麻钩藤汤合六味地黄丸。

• **肾气不固：** 证见头晕耳鸣、健忘、腰酸、夜尿频、舌淡、苔薄白，脉沉弱。治以益气固摄。以五子衍宗丸加减治疗，常用药物菟丝子、枸杞子、五味子、覆盆子、金樱子、芡实、白术、莲子、车前子。

国医大师朱良春教授治疗本病颇具特色，高血压病因病机虽有多种，但总以肝肾阴阳平衡失调，明虚阳亢为主要关键，临床证实气虚夹痰瘀亦是高血压之主要病机之一。故朱教授自拟"双降汤"，由水蛭

0.5~5g（粉碎装胶囊吞服）、生黄芪、丹参、生山楂、稀莶草各30g，广地龙、当归、赤芍、川芎各10g，泽泻18g，甘草6g组成，治疗气虚、血瘀、痰浊兼夹之证，此型高血压患者往往伴高血黏、高血脂。对于肝肾亏虚、肝阳上亢者，则用张锡纯镇肝熄风汤，重用牛膝，以乌梅易白芍，取得较好效果。

2. 辨病治疗

野生植物沙棘、川芎嗪、葛根、天麻、罗布麻及钩藤等均有一定的降压作用，临床可在辨证基础上选用。

高血压与血瘀证有明显相关，因此在辨证的基础上适当配合活血化瘀治疗对降压有帮助，常见活血药有丹参、川芎、赤芍、桃仁、红花等。葛根、枇杷叶、三七组成的复方也可供配合使用。

饮食与调养

• 劳逸结合，保证有充足睡眠，避免喝酒，消除紧张情绪。避免过度的脑力劳动和体力负荷。

• 低盐饮食，每日盐的摄入应该在3~5g，如有高血压家族史，盐应该控制在2~3g。

• 食用蛋白质要适量，每公斤体重不超过1g，其中应以优质蛋白质为主，如肉类、蛋类等。

• 减少热量和脂肪摄入，因为高热量和高脂肪可促使血压增高，因此要避免过量。合理膳食，主要是合理控制饮食的总量。肥胖者更要注意饮食控制，降低体重。平时多吃水果和蔬菜，以确保身体所需，但如果水肿明显，血压高未获得控制者不宜进食过多香蕉，因香蕉含钠较高，会使患者出现钠潴留使血压更高。多吃蔬菜和水果，如：葡萄、洋葱、大蒜、黑木耳等。

- 合理使用中药汤水、药粥等。积极参加身体锻炼，合理运动，如太极，八段锦、体操、游泳等。血压较高而未获得良好控制者，避免剧烈运动。
- 预防血管硬化的形成因素：戒烟、限制饮酒。
- 冬天防寒，夏天防脱水。

预后与随诊

高血压如果没有得到及时、正确的治疗，会造成肾脏损害，血压在原基础上进一步升高。高血压病与肾病是恶性循环，因此血压控制的好坏直接影响肾衰竭的发生、发展和结局。

高血压肾病的治疗主要在于早期控制血压。但在肾病发生后，血压的控制仍十分重要，这对有效防止肾病进展及减少并发症有重要意义。

一旦出现肾衰竭，肾脏的损害将难以逆转。多数发展时期是缓慢的，如果注意保护肾功能，加上合理的药物治疗，肾衰竭病情可有较长时期的稳定性。

尿常规和尿沉渣显微镜检查、眼底检查对早期显示肾损害有一定的帮助。

七、狼疮性肾炎

系统性红斑狼疮（systemic lupus erythematosus，SLE），简称狼疮。狼疮是一种弥漫性、全身性自身免疫病，主要累及皮肤黏膜、骨骼肌、肾脏以及中枢神经系统，同时还可以累及肺、心脏、血液等多个器官和系统。血清中可检测出多种自身抗体和免疫学异常。

系统性红斑狼疮是临床常见病及多发病，好发于15～45岁年龄段的女性，女男比例为7～9∶1。男性也可患上狼疮，且预后较差。

狼疮多数呈隐匿起病，初始可能仅累及1～2个系统，部分患者长期稳定在轻型狼疮状态，部分患者可由轻型突然变为重症狼疮，更多的则由轻型逐渐出现多系统损害；也有一些患者发病时已累及多个系统，甚至表现为狼疮危象。

狼疮的自然病程多表现为病情的加重与缓解交替。狼疮临床可有多种表现，如发热、皮疹、口腔溃疡或黏膜糜烂、关节疼痛以及心脏损害、肾脏损害等。

一些狼疮症状不具特异性，临床需要仔细分析。如头痛可能既是血管性头痛，也可能是狼疮脑病，需要及时分析。

如果系统性红斑狼疮出现肾损害，即为狼疮性肾炎（lupus nephritis，LN）。

病因

系统性红斑狼疮其发病机制尚未完全明了，一般认为属于多种因素引起的自身免疫性疾病。

大多数病人的发病可能由于环境因素（如病毒感染、药物、紫外线等）或（和）在性激素（主要为雌性激素）的作用下，具有一定遗传因素（可能存有系统性红斑狼疮易感基因）的人群发生了异常的免疫反应，持续产生自身抗体或免疫复合物，最终导致本病的发生。

多数狼疮经过治疗可获得稳定，但在某些情况下狼疮又是比较易复发的一个疾病。

表 2-12　系统性红斑狼疮复发的常见诱因

· 过早停药或减量，过早终止治疗
· 维持药物剂量不足，如泼尼松剂量太小，或未联合用药
· 感染
· 使用诱发狼疮活动的药物和毒物、药物过敏等诱发狼疮
· 生活调养不当，如过多晒太阳、使用某些化妆品、染发剂以及疲劳、情绪波动大，反复感染等
· 妊娠、生育等

诊断

患者均有系统性红斑狼疮的病史，多数在1～3年，病情轻重不一，病程长短不同，有的因尿检发现蛋白尿、血尿进一步检查而获得诊断。

症状、体征包括全身病变和肾病变两方面。目前普遍采用美国风湿病学会1997年修订的狼疮分类标准作为诊断标准。狼疮分类标准有11项：符合4项或以上者，在排除感染、肿瘤和其他结缔组织病后，可诊断为狼疮。

表2-13　系统性红斑狼疮的诊断标准

颊部红斑	盘状红斑	光过敏
口腔溃疡	关节炎	浆膜炎

续表

肾病变	神经病变	血液损害
抗核抗体阳性	免疫学异常	

其中，在免疫学异常中，抗ds-DNA抗体阳性，或抗Sm抗体阳性，或抗磷脂抗体阳性。而抗Sm抗体是狼疮的标志抗体，如果监测到抗Sm抗体阳性，即使临床不典型或达不到狼疮诊断的4项，亦考虑狼疮的诊断。

如果狼疮诊断成立，同时有肾损害存在，就可诊断为狼疮性肾炎。

并发症：由于免疫功能紊乱，易出现感染、肾衰竭。

实验检查：尿蛋白、血尿阳性，免疫学检查异常，如抗ANA抗体阳性，抗ds-DNA抗体阳性，补体C_3下降等。出现贫血、白细胞、血小板下降等。肾活检可鉴别狼疮性肾炎的病理类型。

鉴别

典型的狼疮容易诊断，但在发病早期，由于狼疮不典型，需要与类风湿性关节炎、硬皮病、紫癜等疾病相鉴别。

有的狼疮早期不典型，达不到狼疮诊断的标准，但随着时间的延长，病情逐渐典型而获得诊断，这种情况称为前狼疮状态。

如果以肾损害为主要表现的狼疮性肾炎，则需要与不同类型的肾炎进行鉴别诊断。

狼疮的病情分级

系统性红斑狼疮病情轻重不一，有的病情轻，仅表现为光过敏、皮疹、关节炎或轻度浆膜炎等，所累及的靶器官（包括肾脏、血液系统、肺脏、心脏、消化系统、中枢神经系统、皮肤、关节）功能正常或稳定，无明显狼疮治疗药物的毒副反应。一些高度怀疑系统性红斑狼疮的前狼疮状态也属轻型狼疮。

而有的狼疮累及的靶器官（心脏、肺脏、肾脏、消化系统、血液系统、神经系统等）出现严重的功能损害，甚至衰竭，则属于危重型狼疮；如果出现急性且危及生命的重型狼疮则属于狼疮危象。

狼疮的病情轻重与其病理分型密切相关。

狼疮病情活动的评估

判断狼疮是否活动，对指导临床治疗有重要的意义。一般可从临床症状、实验室检查以及肾病理变化等分析狼疮的活动情况。

• 临床方面：尤其是新出现的症状，均可能提示疾病的活动。如出现中枢神经系统受累（可表现为癫痫、精神病等，但需排除中枢神经系统感染）、肾脏受累（包括血尿、蛋白尿）、血管炎、关节炎、肌炎、皮肤黏膜表现（如新发红斑、脱发、黏膜溃疡）、胸膜炎、心包炎等。

• 实验室检查：如检查补体C3、C4，抗ds-DNA抗体以及血常规，血沉增快等。

• 肾病理可提供狼疮性肾炎活动性的指标，如肾小球细胞增殖性改变、纤维素样坏死、核碎裂、细胞性新月体等均提示狼疮性肾炎活动性。

肾小球硬化、纤维性新月体、肾小管萎缩和间质纤维化则是狼疮性肾炎慢性化指标。

活动性指标高者，肾损害进展较快，但积极治疗可以逆转；慢性指标提示肾脏不可逆的损害程度，药物治疗只能减缓而不能逆转慢性指数的继续升高。

严重的肾损害包括：肾小球肾炎持续不缓解、肾病综合征、急进性肾小球肾炎以及急性进展的肾衰竭。

西医治疗

系统性红斑狼疮目前还没有根治的办法，但恰当的治疗可以使大多数患者达到病情的完全缓解。强调早期诊断和早期治疗，以避免或延缓不可逆的组织脏器的病理损害。狼疮个体性差异很大，必须权衡治疗的风险与效益的关系，既不宜治疗过度，也不可耽误治疗时期，强调长期随诊的必要性。

同时应该避免过多的紫外光暴露，避免过度疲劳，认识疾病活动的征象，去除各种影响疾病预后的因素，如控制高血压，防治各种感染。并定期随诊。

普通型狼疮性肾炎的治疗

• 非甾类抗炎药（NSAIDs）可用于控制关节肿痛。服用时应注意消化性溃疡，肾、肝功能等方面的不良反应。

• 抗疟药可控制皮疹和减轻光敏感，常用羟氯喹（Hydroxychloroquine）每日0.4mg，分2次口服。主要不良反应是眼底病变，心动过缓或有传导阻滞者禁用抗疟药。短期局部应用激素治疗皮疹，但脸部应尽量避免使用强效激素类外用药，如使用，一般不应超过1周。

• 小剂量激素，如泼尼松每日10~15mg可减轻症状，有抑制肾病变进展的作用。必要时可用硫唑嘌呤、甲氨蝶呤或环磷酰胺等免疫抑制剂。

• 轻型狼疮可因过敏、感染、妊娠以及生育、环境变化等因素而加重，有的转变为重症狼疮，甚至狼疮危象，则需要考虑使用大剂量或使用甲基泼尼松龙冲击治疗，也有试行干细胞移植及生物制剂治疗等。如出现狼疮危象则需要采用更为积极的办法挽救生命。

中医治疗

在中医文献中并没有系统性红斑狼疮及狼疮性肾炎等名词，但据其临床表现，可归属中医的"虚劳"、"阴阳毒"、"蝶疮流注"、"温毒发斑"、"痹证"、"水肿"等范畴。中医根据疾病发展的不同阶段、病变程度以及不同临床表现采用辨证治疗。

辨证治疗

狼疮性皮肤改变和口腔溃疡者，可见面部红斑，低热，口干咽燥，口腔溃疡。潮热，溲赤便干，舌红少苔或光剥，脉细数。多属阴虚血热或阴虚湿热证，常以滋阴凉血或滋阴清热化湿等法治疗。

狼疮以关节疼痛为主则按照中医治疗痹证的方法治疗，如根据风、寒、湿、瘀等病理情况进行辨证治疗。

狼疮性肾炎在不同的阶段其治疗方法也不相同，如以血尿为主或轻度蛋白尿为主者，可按中医治疗血尿、蛋白尿的思路进行辨证治疗。

在使用激素治疗之后，如出现湿热表现为主，则应该以清利湿热为主治疗。

辨病治疗

人参、黄芪、党参等补气药，附子、肉桂、杜仲、淫羊藿、巴戟等温补肾阳药物以及何首乌、枸杞子等滋肾阴药物和白花蛇舌草、雷公藤以及雷公藤制剂等药物具有肾上腺皮质激素样作用，苦参、黄芩、蛇床子等均具有免疫抑制作用。临床均可在辨证基础上加以选用。

饮食与调养

狼疮性肾炎的饮食颇有讲究，煎炸热气食物尽量避免，食物勿过咸，特别是有水肿、血压偏高等情况下更要注意。平时以清淡饮食为主。

在调养方面要注意：

• 避光及消除疲劳，以避免复发。

• 由于狼疮体内的免疫功能紊乱及长期免疫抑制剂的应用，合并感染颇为常见，感染又易导致狼疮复发，因此需密切预防感染。

• 适当休息与锻炼有助于防止长期类固醇激素治疗造成的肌肉萎缩及骨质疏松；过量运动可能加重病情。

• 戒烟、减轻体重可减低系统性红斑狼疮的心血管疾病的风险。

• 长期应用糖皮质激素的患者常见骨质疏松，应适当补充钙剂、维生素D以及双磷酸盐等预防和治疗骨质疏松。

预后与随诊

早期诊断与合理治疗是狼疮性肾炎预后的关键因素。

并发症，尤其是多系统损害，如肺动脉高压、脑病、肺纤维化、心脏损害使狼疮预后不佳，感染等合并症有时是致命的因素。

狼疮容易复发，长期系统、规范治疗十分关键，一般不宜随便停药。避免劳累、晒太阳等也有助于病情的稳定。

八、尿酸性肾病

血液中尿酸水平升高为高尿酸血症（hyperuricemia），由高尿酸血症造成的肾脏损害称为尿酸性肾病（urate nephropathy，uric acid nephropathy），也称为痛风性肾病（gouty nephropathy）。

尿酸性肾病是痛风患者的肾脏并发症，晚期可发展为慢性肾衰竭。此症过去少见，但近年来尿酸性肾病的发病率随着痛风发病率的升高而升高。

病因

在生理条件下（血pH值7.4，体温37℃），尿酸盐在血中的饱和度为420μmol/L。当血中尿酸盐超过500μmol/L，尿酸将析出结晶，沉积在肾小管及间质部位，引起尿酸性肾病。尿酸盐同样可以沉积在肾盂、肾盏以及输尿管内，形成尿酸结石，堵塞尿路。尿酸盐沉积于肾脏的诱因为，酸性尿（尿pH值＜6.0）及脱水导致尿酸在远曲肾小管和集合管的浓度升高而发病。

诊断

长期痛风及有高尿酸血症病史是尿酸性肾病发病的基础。

尿酸性肾病是高尿酸血症的一个并发症，因此高尿酸血症的临床表现及其并发症，尿酸性肾病患者常常同样会出现。如高尿酸血症、急性关节炎反复发作、慢性关节炎、尿酸石形成等。

由于高尿酸血症主要造成肾的间质性损害，因此可参考临床症状与检查进行判断：

- 痛风病史多年。
- 夜尿增多。
- 尿浓缩试验尿比重下降，夜间尿量≥白天尿量。
- 出现不同程度的蛋白尿。
- 如血肌酐升高，一般肾功能受损较严重。
- 在不同的阶段有不同的症状，如水肿、腰痛等。

鉴别

痛风性肾病和慢性肾炎是病因不同的两种肾病，但临床上有许多相似之处，如两者均可出现水肿、高血压和贫血，尿常规均可有蛋白、红细胞以及管型等，都有肾功能损害等。如果痛风患者仅表现为痛风性肾病，而无痛风发作史，则可能被误诊为慢性肾炎。

表2-14　痛风性肾病如何与慢性肾炎鉴别

	痛风性肾病	慢性肾炎
年龄体质	40岁以上的中老年男性，尤其是体形较胖者	多见于青壮年，无性别差异，老年较少见
病史特点	有痛风性关节炎发作史，可有皮下痛风结节	很少有急性关节炎的发作和皮下结节
并发结石	易发生肾结石，且往往是多发或双肾皆发生	肾脏结石的几率较低
家族史	可能有痛风家族史	一般无痛风家族史
血尿酸与尿尿酸检查	肾功能正常时，血尿酸升高，尿尿酸排出量也可升高	肾功能正常时，血和尿中的尿酸量处于正常水平
免疫学检查	正常	自身免疫检查可能异常

西医治疗

痛风性肾病的基础治疗包括饮食控制、碱化尿液，如将pH值调节至6.5～6.9，但要避免过分碱化引起钙盐沉积，适当多饮水等。如已有肾病，临床上往往并发不同程度的水肿，因此饮水量需要合理调整。

- 避免使用影响尿酸排泄的噻嗪类利尿剂，如呋塞米等。
- 降压可选用血管紧张素转化酶抑制剂等。
- 对于尿酸性尿路结石，部分可溶解排出，体积大且固定者可进行体外碎石或手术治疗。
- 急性尿酸性肾病，除使用别嘌醇等积极降低血尿酸外，应按急性肾衰竭进行处理。
- 积极控制血尿酸，将血尿酸控制在320μmol/L以下。一般可选用抑制尿酸生成的药物，如别嘌醇（allopurinol）、非布索坦（febuxostat）等；如别嘌醇或非布索坦过敏，则可选用促尿酸排泄药物，如苯溴马隆（benzbromarone）等。但促尿酸排泄药物仅用于肾功能正常或轻度异常者，如肾小球滤过率<30ml/min者，则不宜应用。

• 防治伴发疾病，如高脂血症、糖尿病、高血压病、冠心病、脑血管病等。

中医治疗

中医认为尿酸性肾病主因在于脾肾功能失调，湿浊内生、湿浊排泄障碍。加上酗酒暴食、劳倦过度等，湿浊流注于关节、肌肉，造成气血运行不畅而成痹痛；如湿浊之邪伤及肾则可导致肾损害，即尿酸性肾病，甚至慢性肾衰竭。

中医治疗尿酸性肾病，主要根据辨证论治理论。如果临床上，患者以关节疼痛为主要表现，则按照痹证辨证；而单纯血尿酸高多见湿浊、湿热等病机。

1. 辨证治疗

尿酸性肾病，临床证型多样，其中肾虚湿热和阴阳两虚等是常见的证型。

• **肾虚湿热型**

〔主症〕小便频数、灼热疼痛、尿色赤黄、急迫不爽、腰膝酸痛。苔黄腻，脉滑数。

〔治法〕滋阴补肾、清热利湿。

〔方药〕知柏八味丸加减

知母12g，黄柏12g，淮山药15g，干地黄15g，茯苓15g，泽泻10g，牡丹皮15g，山茱萸15g，薏苡仁 30g，秦皮15g，甘草6g。

• 阴阳两虚型

〔主症〕痛风日久、极度乏力、面色萎黄、倦怠纳呆、恶心呕吐、腰膝酸软。舌淡胖有齿印，苔白腻，脉微细。

〔治法〕阴阳两补。

〔方药〕肾气丸加减

干地黄20克，淮山药15g，山茱萸15g，茯苓15g，泽泻10g，牡丹皮12g，肉桂（焗）3g，制附子（先煎）10g，仙茅15g，淫羊藿20g。

2. 辨病治疗

单纯的高尿酸血症，通常以辨证基础上配合辨病治疗。由于尿酸的来源，内源性占80%，外源性占20%。尿酸的排泄1/3由胃肠道排出，而2/3从肾排出，故可从这两个途径加以解决：

• 减少尿酸的生成：减少蛋白的摄入量及控制高嘌呤饮食，可以减少尿酸的来源。芫花所含的芫花素、芹菜素，大黄所含的大黄素对黄嘌呤氧化酶有较强的抑制作用，能减少尿酸的合成。

• 促进尿酸的排出：秦皮、车前草、土茯苓、苍术可以促进尿酸从尿液排出，而大黄等通便药可促进尿酸从大便排出。

痛风性关节炎通常采用非甾体类抗炎药治疗，祛风湿中药大多属于这一类。痛风性关节炎急性发作大多表现为热痹，因此，原则上应该选用有清热作用的消炎中药，例如：黄檗、忍冬藤等。但如果在寒冷地区或因受寒而发作者常表现为外寒内热，此时应用散寒通痹的中药，如羌活、独活、香附之类。百合、山慈菇等有秋水仙碱样作用，能抑制白细胞趋化，从而减轻痛风性关节炎的炎症。

出现慢性肾功能不全者，需根据慢性肾衰竭常规治疗；慢性肾衰竭晚期者，则需要配合肾替代治疗，包括血液透析、腹膜透析、肾移植等。

预防与调养

预防尿酸性肾病，关键在于防治痛风与高尿酸血症。

痛风患者需要合理戒口，平时应该避免高嘌呤饮食。高嘌呤食物主要指每100g食物中嘌呤总量高于150mg的食物，这些食物主要为肉类，尤其动物内脏及一些鱼类。

高嘌呤食物不等同于高嘌呤饮食，控制尿酸强调的是控制嘌呤摄入的总量，而不是嘌呤含量高的食物绝对不能吃。只是此类食物很容易进食过量，这就是强调戒口的重要原因。

痛风患者应少吃以下高嘌呤食物及影响尿酸排出的食物。

• 酒类。

• 各种动物内脏，如肾、脑、肝、腰、心脏、胰（猪横脷）等。

• 白带鱼、沙丁鱼、鱼卵、贝壳类海产，如带子、干贝等。

• 过多肉类和鱼类，以及各种浓肉汤。

有研究表明大量进食蔬菜，即使是传统上认为嘌呤含量偏高的蔬菜，也不会引起尿酸升高，有的甚至令尿酸降低，[1]这一论点仍需要进一步研究证实，但这也提示了控制高嘌呤饮食，主要在于控制含嘌呤高的动物类食物。

此外，还需注意以下要点：

• 合理饮水，肾功能正常者，每日饮水应在2000ml以上，并保持尿液清；肾功能下降者，则要严格控制饮水量。

• 避免痛风诱因，如暴食酗酒、受凉受潮、过度疲劳、精神紧张，穿鞋要舒适，防止关节损伤。

• 某些利尿剂、小剂量阿司匹林等会影响尿酸的排泄，由于使用这些药物常常是因为全身性疾病问题，不可随意停药，但可配合中药等减少这些药物的副作用。

• 体重超标者需要采取适当的方式减低体重，这是控制高尿酸血症的重要措施。

预后与随诊

尿酸性肾病早期治疗预后较好，早期治疗的成功率在很大程度上取决于血尿酸控制情况。如果发现尿酸性肾病时已经出现肾功能损害，且并发高血压、肾结石，甚至尿路梗阻等，预后不理想。

随诊过程需要注意定期检查血尿酸、尿常规、肾功能及肾超声等，以明确病情及并发症情况。

九、糖尿病肾病

糖尿病肾病（diabetic nephropathy）是在糖尿病病程中，肾脏的小血管、肾小球等出现了一系列病理性变化，即糖尿病性肾小球硬化，造成尿蛋白的滤过和排泄异常，肾功能减退，是一种常见的继发性肾病。

糖尿病肾病的常见临床表现为蛋白尿、水肿、高血压和肾功能损害等。微量蛋白尿是糖尿病肾病的早期临床表现，一旦出现持续性蛋白尿，如不积极治疗，病情即呈进行性进展，常于平均10～15年左右出现肾衰竭。

病因

糖尿病肾病的发病原因是在血糖升高的基础上，与肾脏血流动力学改变、蛋白非酶糖化、多元醇通道活性增加、肾小球滤过屏障改变以及前列腺素合成增加等因素有关。高血压等因素则加速了糖尿病肾病的恶化与进展。

遗传因素、糖尿病病程、高血压、高血糖、高血脂，以及高体重指数、老年、吸烟、高蛋白饮食、肾小球过度滤过等，均是糖尿病肾病发生的危险因素。

诊断

长期糖尿病病史，如1型糖尿病病史10年以上，2型糖尿病病史5年以上。特别是已经并发视网膜病变的患者，出现不同程度的蛋白尿和水肿等症状，要高度警惕糖尿病肾病的发生。

美国《糖尿病及慢性肾病的临床实践指南》指出筛选时间应为：

1型糖尿病在确诊后5年进行初筛。如果血糖、血脂控制不佳，血压偏高及肥胖者，应于诊断糖尿病后1年内进行微量清蛋白尿检查。

2型糖尿病在确诊后应立即进行筛选。

第一次检查后，无论是1型或2型糖尿病患者，此后均应每年检查一次。

筛选内容包括尿清蛋白与肌酐比率（albumin creatinine ratio, ACR）、血清肌酐、肾小球滤过率。

由于尿清蛋白排泄率（UAE）存在一定的变异，一般建议在3～6个月内至少检查2次以排除误差。影响因素包括24小时内剧烈运动、发热、尿路感染、严重高血压以及血糖水平过高等。

2型糖尿病患者出现糖尿病视网膜病变、1型糖尿病患者病程超过10年且出现微量清蛋白尿者，在排除其他可能导致尿清蛋白排泄率增加的原因，如严重高血糖、酮症酸中毒、泌尿系统感染、血尿、运动、严重高血压、心力衰竭以及其他肾病等之外，在下列情况下可诊断为糖尿病肾病。

早期糖尿病肾病： 微量清蛋白尿，是发现早期糖尿病肾病的重要指标，如果6个月内连续3次检查尿清蛋白排泄率中，两次达到$20 \sim 200\mu g/min$或$30 \sim 300\mu g/24h$，则可诊断为早期糖尿病肾病。

临床显性糖尿病肾病： 如尿常规提示尿蛋白持续阳性，尿清蛋白排泄率超过$200\mu g/min$，或超过$300\mu g/24h$，并排除其他可能的肾脏疾病，可诊断为临床显性糖尿病肾病。

鉴别

糖尿病患者出现不同程度的蛋白尿，往往提示糖尿病出现了肾病并发症，即糖尿病肾病。但并非所有的糖尿病患者伴随蛋白尿，都是糖尿病肾病。糖尿病合并蛋白尿可能与以下几种因素有关：

- 糖尿病肾病；
- 糖尿病合并肾炎；
- 糖尿病肾病合并肾炎；
- 其他独立因素导致的继发性蛋白尿。

由于糖尿病肾病的病理基础是微血管病，因此糖尿病肾病常与视网膜病变同时存在，如眼底检查无视网膜病变，而又有蛋白尿，则要考虑其他原因引起的肾损害。

如果糖尿病病史不长，短期内出现大量蛋白尿，需要考虑是否为其他原因所致，如糖尿病并发慢性小球肾炎等，必要时需要进行肾穿刺病理活检。

肾活检检查是有创伤性的，一般不会作为诊断糖尿病肾病首要考虑的手段，但如果考虑糖尿病并发其他肾病，并需判断是否给予强化治疗时，则需要考虑此项检查的目的。

糖尿病肾病的临床分期

糖尿病肾病临床分类方法颇多，按病情进展且比较实用者，通常将糖尿病肾病分为五期。

表2-15　糖尿病肾病临床分期

分期	临床特点	肾小球滤过率	血压	主要病理
一期	肾小球滤过增加,肾体积增大,尿白蛋白排泄率正常	增高	正常	肾小球肥大,基底膜和系膜正常
二期	正常白蛋白尿。尿白蛋白排泄率增加,但一般<20μg/min,运动后会增加,但休息后可恢复	升高或正常	正常或轻度升高	系膜基质增生和基底膜增厚
三期	持续微量清蛋白尿期,又称早期糖尿病肾病。尿清蛋白排泄率增加,一般在20～200μg/min,或尿微量清蛋白为30～300μg/24h	大致正常	升高	肾小球基底膜增厚和系膜基质增生更为明显
四期	为显性糖尿病肾病期。出现大量蛋白尿、水肿,甚至出现肾病综合征表现	下降30%～70%。约每月肾小球滤过率下降1ml/min	明显升高	肾小球基底膜进一步增厚和系膜基质进一步增生。肾小球荒废
五期	终末期肾衰竭、尿毒症:血肌酐开始升高,临床出现多系统症状等。因肾小球荒废,可能出现蛋白尿减少	严重降低,可<10	严重升高	肾小球广泛硬化和荒废

西医治疗

1. 控制血糖

　　糖尿病肾病患者一般主张使用胰岛素控制血糖,由于肾功能减退,肾对胰岛素的灭活作用减弱,因此必须注意低血糖倾向。

　　早期糖尿病肾病仍然可以使用口服降糖药。但用药应从小剂量、单味药开始,根据血糖变化情况增加药量或药物品种。口服药物控制血糖不满意或产生副作用时，应改用注射胰岛素。用药过程中需要定期检测血糖、肝肾功能、胰岛素及C-肽水平等。

2. 合理控制血压

糖尿病与高血压同时存在时，对心脏的损害呈乘积效应。把血压控制在比较低的水平，有助于减低糖尿病合并高血压对靶器官的损害。

• 糖尿病肾病的治疗需有效控制高血压，24小时尿蛋白<1g时，血压应控制在130/80mmHg以下；24小时尿蛋白>1g时，血压应控制在125/75mmHg以下。

• 首选并早期应用ACEI及ARB类药物（血压正常时即可使用）。

• 钙离子拮抗剂亦可作为一线用药，对糖脂代谢无不良影响，推荐使用长效制剂或短效控释剂，与ACEI类联合应用为较佳方案。

• β受体阻滞剂可加重代谢紊乱，掩盖低血糖症状和加重周围血管疾病，使用时须慎重。

• α受体阻滞剂降压效果确定，对糖代谢无影响，长期应用可改善脂代谢，减轻前列腺增生病人的排尿困难，但可引起体位性低血压，伴植物神经病变。老年人慎用，注意首剂效果。

3. 降脂治疗，控制体重

糖尿病是动脉粥样硬化的重要独立危险因素之一。冠心病的发病率和死亡率与血浆胆固醇密切相关。他汀类是降血脂类药物，除降低胆固醇外，还包括稳定斑块、恢复内皮细胞功能、抑制血小板血栓形成、抑制炎症等独立于降脂以外的作用，进而改善血液流变学，显著预防糖尿病肾小球基底膜增厚，降低尿蛋白排泄。

4. 替代治疗

尿毒症症状出现较早，故应适当提早开始透析治疗。一般透析指征为内生肌酐清除率在15～20ml/min或血肌酐达到445μmol/L，伴有明显胃肠道症状、高血压和心力衰竭不易控制者可提前开始透析。血肌酐数值是进行透析的主要指标，并不是唯一的指标，有时临床症状更为重要。

糖尿病肾病引起的慢性肾衰竭，使用血液透析和腹膜透析治疗，患者的长期生存率相似。比较两种透析方法，血液透析较有利于血糖的控制，但不利于心血管并发症的控制，且常因血管病变，用于透析的动静脉内瘘的建立较困难；而腹膜透析时较难控制血糖，但心、脑血管影响小，且无须建立动静脉内瘘。

5. 糖尿病患者血糖突然容易控制，要警惕

一些患者本来血糖难以控制，后来忽然血糖变得容易控制，甚至不用服用降糖药血糖都维持正常。这种情况究竟是怎么回事？请看以下医案。

糖尿病肾病自发性低血糖

患者男性，56岁。糖尿病史有二十多年。三年前开始出现水肿，经中西医治疗后水肿消除，但时常反复，且十分倦怠、面色差，尿液泡沫明显增多，血糖常偏高。近半年来检查血糖多在正常范围内。后经常出现心悸、冒冷汗、四肢冰凉，且食欲不振。某清晨忽然大汗淋漓、胸闷心慌，服用糖水后缓解，遂到医院检查，提示肾功能下降至原来的五分之一左右。

[评述] 患者长期血糖控制不理想，易导致肾损害。患者出现水肿、尿有泡沫，预估其已经出现糖尿病肾病。当患者无其他原因突然出现血糖容易控制，甚至出现低血糖症时，需考虑肾功能已经严重下降。在整

个病程中，应及时进行检查并按时调整治疗方案，以免贻误病情。

患者整个治疗过程不够规范，是导致出现糖尿病肾病及肾衰竭的一个重要原因。

胰岛素经肾灭活（inactivated），当肾衰竭时胰岛素灭活减少，使其半衰期延长，造成胰岛素在体内积蓄，令血糖变得容易控制，甚至可能发生低血糖症。糖尿病肾病患者，如果突然出现血糖容易控制，甚至不用降糖药血糖也正常者，不要盲目乐观，要注意是否出现肾衰竭或肾衰竭加重。

中医治疗

糖尿病患者一旦出现蛋白尿，提示病情已进入临床期，病机多为本虚标实。本虚是指脾肾气阴两虚，标实是指湿、浊、瘀诸病邪阻于肾络，终致正衰邪实，阴竭阳亡。

1. 辨证治疗

由于糖尿病肾病是一种复杂而严重的疾病，中医辨证分型较多，笔者早期研究团队曾探讨糖尿病肾病的临床分期。

糖尿病肾病的病机是燥热阴虚，日久耗气伤阴，致气阴两虚；病情持续发展则阴损及阳，可出现阴阳两虚；后期则出现阳衰浊毒瘀阻，病变过程中又每多夹瘀血。临床辨证可分燥热阴虚、气阴两虚、脾肾气或阳虚及阳衰浊毒瘀阻等。强调中医辨证治疗的重点应为早期治疗。糖尿病肾病发展到晚期，病情严重多变，常需配合西药降压、利尿、抗感染等。

2型糖尿病且多经西药降糖治疗的患者，阴虚燥热证逐渐减少，随着病程的延长，阳虚水湿证逐渐增多。辨证基础上配合辨病治疗仍有重要意义。糖尿病肾病的常见分型举例：

●气阴两虚型

多属糖尿病肾病早期，蛋白尿量少。倦怠、口干、舌红或淡红，苔薄黄，脉沉细。

〔治法〕益气养阴。

〔方药〕生脉散合六味地黄丸加减

人参（另炖）10g，麦冬15g，五味子10g，山茱萸15g，淮山20g，茯苓15g，生地黄10g，丹皮12g。

●肝肾亏虚型

多为糖尿病肾病临床期，蛋白尿较多。倦怠、神疲乏力、头晕耳鸣、腰膝酸软、尿频、尿浊。舌质淡红或舌红体瘦，苔薄黄或少苔，脉沉细或数。

〔治法〕补益肝肾。

〔方药〕参芪地黄汤合二至丸加减

黄芪30g，党参15g，山茱萸15g，淮山20g，茯苓15g，枸杞子12g，生地10g，黄精12g，何首乌12g，丹皮12g，旱莲草15g，女贞子15g。

●阴阳两虚、湿浊瘀阻型

多为糖尿病肾病晚期，面浮肢肿，面色㿠白，神疲乏力、气短懒言、腰膝冷痛、怕冷或手足心热，咽干，虚烦难眠。大便时干时稀、舌体胖大，有齿痕。舌苔白或腻或浊，脉沉细无力。

〔治法〕阴阳双补，祛湿泄浊化瘀。

〔方药〕真武汤合五苓散加减

白芍10g，附子（先煎）9g，肉桂（焗服）3g，生姜5片，白术10g，人参15g，茯苓12g，猪苓12g，山药20g，三七3g。

上述各种证型，如兼见如下情况，可进行加减治疗。

如有瘀血，证见舌色紫暗，舌下静脉迂曲，瘀点瘀斑，脉沉弦涩。配合活血化瘀，加桃红四物汤加减。

如气虚明显，证见倦怠明显，加黄芪60g。

如脾胃虚弱，证见纳呆、便溏、舌淡苔薄白、脉细。加麦芽、鸡内金各25g。

2. 辨病治疗

有研究表明黄连对降低血糖有一定帮助。有学者主张对于糖尿病肾病蛋白尿在辨证的基础上加用大剂量白花蛇舌草、黄芪以及川断。冬虫夏草、雷公藤、黄芪注射液等被认为对糖尿病肾病有一定效用。

其中冬虫夏草在降低Ⅱ型糖尿病肾病尿蛋白、减轻肾小球滤过等方面有一定的效果。但多数研究均为动物实验，更鉴于虫草昂贵，并非所有患者都能承受，故多建议服用人工培植的虫草制剂。雷公藤对糖尿病肾病患者的肾小球、肾小管均有保护作用，能够减轻局部的炎症反应，降低蛋白尿，保护肾功能，且可改善糖尿病肾病患者的脂质代谢及免疫功能状态。但雷公藤本身有一定的肾毒性，临床须慎用。黄芪注射液对尿微球蛋白和尿白蛋白的排泄率均有显著下降作用。

预防与调养

糖尿病肾病是糖尿病的继发性疾病，因此预防糖尿病肾病关键在于合理控制血糖。

• 糖尿病肾病的饮食治疗原则为充足的能量供应，总能量应该达到每天35kcal/kg。

• 限制钠盐，根据血钠水平和水肿程度调整，一般每日应<6g；伴有水肿、血压升高时每日应<2g；伴心衰时则每日应<1g。

• 必须选择优质蛋白，主要包括蛋类、牛奶、鱼、肉类等，并根据肾功能酌情增减，避免食用含高胆固醇和高饱和脂肪酸的食物，肾功能不全时应采取优质低蛋白饮食。

过去曾认为慢性肾衰竭不宜食用豆制品的说法逐渐得到澄清，植物蛋白，尤其是大豆蛋白质，在延缓慢性肾病进展的独特作用进一步受到重视。

不少研究结果显示，大豆蛋白和亚麻子具有延缓慢性肾病进展的作用。另外，糖尿病肾病患者仍需要根据具体情况合理运动，又不可过量。

预后与随诊

糖尿病肾病的预后与血糖、血压、血脂以及尿蛋白控制情况密切相关。

糖尿病肾病的随诊过程中，需十分重视基础治疗，如戒烟、限酒或戒酒，合理控制饮食以及适量运动等，以达到血糖、血压、血脂、蛋白尿、体重等的控制目标，从而延缓肾衰竭进展，减少并发症与合并症。

十、乙型肝炎病毒相关性肾炎

乙型肝炎病毒（乙肝病毒）相关性肾炎（hepatitis B virus associated glomerulonephritis，HBV-GN）是指乙肝病毒直接或间接诱发的肾小球肾炎，经血清免疫学及肾活检免疫荧光所证实，并除去与肝、肾两种疾病无关、同时存在系统性红斑狼疮等其他病因而引起的肝肾病变。

乙肝病毒相关性肾炎临床表现有多种，主要表现为肾炎、肾病综合征等，多在进一步分析肾病变，并进行肾穿刺病理活检后获得明确诊断，部分患者可发展至终末期肾衰竭。大多数患者肝功能正常，一些患者可合并慢性迁延性肝炎、慢性活动性肝炎、肝硬化以及暴发性肝炎等。

病因

乙肝病毒相关性肾炎发病不十分清楚，但普遍认可以下三个观点：

• 乙型肝炎病毒抗原与抗体复合物致病；

• 乙型肝炎病毒感染导致自身免疫性疾病；

• 乙型肝炎病毒直接感染肾脏致病。

其机制可能与循环免疫复合物沉积、上皮下原位免疫复合物形成、自体免疫损伤或病毒直接感染肾脏组织等因素有关。

诊断

有乙型肝炎病史或已是乙型肝炎表面抗原（HbsAg）的数年携带者、半年前感染急性肝炎者、有输血者、在尿检中发现蛋白尿或肾功能受损等人士，应该考虑本病。常见症状包括肝病和肾病的症状。如

肾脏：蛋白尿、血尿、肾功能受损，以及水肿、腰痛、高血压等。

肝脏及全身症状：倦怠、乏力，食欲不振、腹胀、右上腹疼痛不适，伴有急性肝损害时可有黄疸等症状，并可出现肝脾大等。

1989年北京乙肝病毒相关性肾炎座谈会建议，试用下列三条标准作为诊断：

• 血清乙肝病毒抗原阳性。

• 肾小球肾炎，并除外狼疮性肾炎等继发性肾小球疾病。

• 肾病理切片找到乙肝病毒抗原，此点为最基本条件，缺此不能诊断。

鉴别

要与其他原因导致的蛋白尿、血尿相鉴别。

除了实验室检查蛋白尿、血尿等表现外，部分患者可有肝功能异常及

转氨酶升高等，HBsAg、乙肝核心抗体（HBcAb）以及乙肝E抗原（HBeAg）多为阳性，并可出现低补体血症，如C3下降。而IgG、IgA增高者，提示病变处于病变活动状态。

西医治疗

乙型肝炎病毒相关性肾炎临床可能出现以下三种情况：

• 肝炎病毒是否复制；

• 肝功能是否正常；

• 肾病变是否活动等。

治疗方面则需要评价以上三种情况，然后根据不同的情况采用不同的方案治疗：

• 如有肝炎病毒复制，应该给予积极的抗病毒治疗，并避免使用激素和抑制剂。

• 如果出现肝功能异常，则需要保肝治疗。

• 如果肾病变严重，则需要在评估之下考虑是否使用免疫抑制治疗。如出现肾病综合征等情况，在血清乙肝病毒复制剂指标（如乙肝病毒DNA等）呈阴性时，可以考虑应用免疫抑制剂治疗，但需密切监测乙肝病毒复制指标及肝病变。一般情况下可使用霉酚酸酯（又称骁悉，mycophenolate mofetil，MMF）联合甲泼尼龙、拉米夫定（lamivudine）治疗，有一定的疗效。

曾观察以上患者使用霉酚酸酯联合甲泼尼龙、拉米夫定，治疗乙型肝炎病毒相关性肾炎，结果表明所有患者治疗后，未出现明显肝肾功能损害、骨髓抑制等不良反应。

中医治疗

乙肝病毒相关性肾炎中医治疗以辨证为主，总体治疗目标包括控制肝炎活动、控制病毒复制以及治疗肾病。

1. 辨证治疗

本病的病理特点为正虚与毒侵，属于本虚标实的证候，不同时期其表现不同，要根据具体情况进行辨证治疗。

本虚多为气阴不足、脾肾气虚、脾肾阳虚或肝肾不足。标实多为水湿、湿浊、湿热瘀阻或肝郁气滞。针对本虚，多采取益气养阴、健脾益肾或补益肝肾。针对标实或可配合温阳利水，化湿清热解毒、活血通络以及疏肝解郁理气等。生脉散、参芪地黄汤或肾气丸合茵陈五苓散等为常用的处方。

2. 辨病治疗

针对肝炎病毒可在辨证基础上选用白花蛇舌草、半边莲、七叶一枝花等抗病毒药物；对于免疫功能低下者可在辨证基础上，加用具有增加免疫功能的黄芪、女贞子、淫羊藿等药。

预防与调养

• 避免乙肝病毒感染及及时合理治疗慢性乙型肝炎、提高慢性乙型肝炎患者的体质，是预防乙肝相关性肾炎的关键。

• 对于乙肝相关性肾炎患者，在饮食方面宜清淡，多吃新鲜蔬菜和水果。忌辛辣、肥腻、厚味之品。戒烟酒。特别是肝功能不正常的情况下更要注意。

• 低盐饮食，特别是已并发高血压、水肿者。

• 注意休息，适当运动，避免劳累。

• 积极预防感染，避免使用肾毒性和肝毒性的药物，以免加重病情。

• 注意饮食卫生，特别是有口腔破损或溃疡者，用餐时务必使用公筷，以免交叉感染。

预后与随诊

乙型肝炎病毒相关性肾炎的预后与其病理有一定相关。膜性肾病病理改变者预后较好，而膜增生性肾炎病理改变者预后不佳。此外，还与抗病毒治疗的效果、患者的体质状态以及蛋白尿的控制情况等有关。

在随诊过程中，需要定期检查尿蛋白、肝炎病毒复制情况以及检查肝功能和肾功能等。

茵陈蒿汤合六味地黄丸治疗慢性乙型、丙型肝炎及肾病综合征

患者，男，55岁，2014年2月26日首诊。

简要病史：2014年1月20日感冒之后出现左下肢水肿，尿液泡沫多。后出现右下肢水肿，而后出现腹部水肿、阴囊水肿以及全身水肿。入院检查，西医认为乙型肝炎及丙型肝炎，影响肾脏导致水肿。检查提示：肝功能指数升高，血清蛋白明显下降，大量蛋白尿，符合肾病综合征表现。并检查乙肝病毒复制严重。建议肾穿刺病理活检后考虑给予类固醇治疗。由于患者凝血机制障碍，未能进行肾穿刺检查。无病理结果，西医认为无法使用免疫抑制剂。故患者转诊中医。另检查胆固醇升高，血压偏高。服用利尿、降脂以及降压药等。

[**刻下**]全身水肿，腹胀如鼓，尿液泡沫异常增多。大便调，食欲尚可。昨日开始出现全身皮肤泛发性皮疹，右前臂皮肤、颈部皮肤以及躯干部分皮肤瘙痒红疹明显。舌紫暗，苔黄稍厚，脉沉细弦。

[**诊断**]水肿，尿浊，臌胀。风瘙痒。

[**辨证**]脾肾亏虚，湿热瘀阻。

[**治法**]健脾补肾，化湿清热活血通络。

[**方药**]茵陈蒿汤合六味地黄汤加减

茵陈10g，栀子10g，大黄（后下）3g，地肤子7g，白鲜皮10g，党参15g，白术10g，苦参7g，牡丹皮10g，山茱萸（制）12g，地黄（熟）10g，半枝莲12g，白花蛇舌草12g，茯苓15g。

[**饮食调护**]清淡饮食，避免过油、过咸等食物。注意皮肤清洁，避免感染。避免熬夜，戒烟戒酒，避免辛辣刺激食物。

[**治疗经过**]患者治疗过程中，水肿难以消退，后加用葶苈大枣泻肺汤等加强利水治疗。总体上以补脾肾，清热化湿为主，配合去湿止痒、疏风活血等，药物选择方面还根据病情选用过大飞扬、垂盆草、叶下珠等。有些药物的药量加重，如白花蛇舌草有时用到30g。

至2014年6月10日第10诊时，患者水肿逐渐消退。至9月15日第15诊时患者尿蛋白改善，只在劳动后出现蛋白尿。至2015年1月14日第22诊患者尿蛋白持续转阴。至2曰4日第23诊，患者病情持续稳定，无水肿、尿无泡沫，全面复查肾功能、肝功能、小便常规等均正常。病告稳定，嘱每周服药4剂。继续观察，注意避免劳累，避免感染，定期复查。

[**体会**]患者有乙型肝炎及丙型肝炎等病史，现又出现水肿。临床高度怀疑乙型肝炎病毒相关性肾炎。

乙型肝炎病毒相关性肾炎，西医治疗一般强调抗病毒治疗与类固醇治疗同时进行，但在没有肾穿刺病理结果之下，西医免疫治疗没有依据，难以用药。

患者选择了中医治疗，中医根据患者的症状特点诊断为水肿，辨为脾肾亏虚，湿热瘀阻，因此方可选茵陈蒿汤剂、六味地黄丸合方加减。

从辨病治疗角度出发，乙型肝炎病毒相关性肾炎的发生与乙型肝炎病毒感染有关，因此在治疗中，清除体内乙肝病毒，防止肾脏继续受损是治疗本病的关键，因此选用茵陈蒿汤加半枝莲、白花蛇舌草等；乙肝及其相关性肾炎的发生、发展、转归与机体免疫反应关系密切，选用六味地黄丸为主，效果颇佳。

十一、过敏性紫癜性肾炎

过敏性紫癜（allergic purprua，henoch-schonlein purpura）又称紫癜，是一种以全身性小血管损害为主要病理基础的临床综合征，常侵犯皮肤、胃肠道、关节和肾脏。儿童时期，尤以学龄前儿童较多见，亦见于成人。

过敏性紫癜性肾炎（又称紫癜性肾炎，henoch-schonlein purpura nephritis，HSPN）是紫癜最严重的并发症之一。常表现为镜下血尿，少数表现为血尿合并蛋白尿，甚至肾病综合征。部分成人表现为急进性肾炎，个别患者尿常规无异常，仅表现为肾功能减退。

病因

本病病因尚未明确，可能与感染和变态反应有关。

• 感染：部分病例起病前1～3周有感染，最常见的是上呼吸道感染（非特异性或链球菌感染），其他如衣原体、水痘病毒、麻疹病毒、腺病毒、甲肝病毒、乙肝病毒以及寄生虫等。

- 过敏：一些病例起病前有药物过敏（抗生素、磺胺、异烟肼、水杨酸盐等）或食物过敏（奶类、鱼虾、蟹等）。
- 其也有报道指发生于接种疫苗或昆虫螫咬之后等。

诊断

过敏性紫癜出现前或有上呼吸道感染、进食鱼虾、服用药物以及接种预防疫苗病史等。

过敏性紫癜性肾炎患者多先有皮肤黏膜紫癜、关节疼痛、腹痛、便血等肾外表现，继而出现蛋白尿、血尿等肾脏损伤的表现。

如果过敏性紫癜病程发生6个月内，出现血尿和（或）蛋白尿，需要考虑本病。检查血小板，出血、凝血时间往往正常，IgA、IgG常升高，而补体多属正常。临床有孤立性血尿型、孤立性蛋白尿型、血尿和蛋白尿型、急性肾炎型、肾病综合征型、急进性肾炎型和慢性肾炎型。

鉴别

单纯性皮肤紫癜应该与其他原因所导致的紫癜相鉴别。

与关节痛鉴别，本病关节痛为非游走性、无局部发红、发热等现象。

腹痛为主要表现者应该与其他疾病导致的腹痛相鉴别。

西医治疗

- 一般治疗：急性期应注意休息，积极寻找和去除可能的过敏原或感染灶，选用敏感的抗生素。

●饮食控制：从最基本的淀粉类食物开始分类食用，找出过敏原，避免食物引起的过敏反应。使用激素治疗后，机体的致敏状态逐渐解除，再逐渐增加蔬菜。腹型过敏性紫癜，呕血严重及便血者，应暂时禁食，给予止血、补液等治疗，待症状缓解后再给予稀粥、面条等易消化食物。

●抗过敏治疗：可选用抗组胺药物。

●血小板抑制剂和血管扩张剂：可联合应用血小板抑制剂如阿司匹林等与血管扩张剂如钙通道阻滞剂，如硝苯地平等，减轻血管炎症造成的组织损伤。

●抗凝疗法：对于病情危重或重症者可选用凝血酶抑制剂，如肝素等。或使用尿激酶静脉冲击疗法。

●激素及免疫抑制剂：可考虑使用中等剂量激素，配合环磷酰胺等免疫抑制剂治疗，一般总疗程为3至4个月。用药期间要定期检查血常规、肝肾功能。

中医治疗

中医认为紫癜性肾炎是由于先天禀赋特异，或外感风邪，或过食燥热、荤腥动风之品，或因药物过敏，以致风热相搏，邪毒郁而化热，扰动血络，迫血妄行，外溢肌肤则为紫癜发斑；内渗于里，迫于胃肠中焦，气机不通则腹痛频作、便血；气随血脱则耗血伤气而成瘀，气血循行不畅，瘀滞于关节之脉络，不通则痛，则关节疼痛。

1. 辨证治疗

血尿、蛋白尿是紫癜性肾炎的主要症状，其原因主要是营血热盛，迫血妄行；或阴虚火旺，损伤血络；或瘀热内盛，阻滞脉络；或脾气亏虚，摄血无力所致。紫癜性肾炎临床上多以血尿为主，一般见于气虚或湿热。少数表现为血尿合并蛋白尿，多数属肾气亏虚，可按照血尿或尿浊进行辨证治疗。

临床常见的证型有热伤血络型、气虚血溢型、气阴不足型以及脾肾亏虚型等。常用治法有清营凉血、滋阴清火、活血化瘀、补气摄血、补肾固精等法。

以肾病综合征为主要表现者，按照不同的阶段及是否配合激素治疗等情况加以辨证使用。表现为肾功能减退的患者，则必须按照中医治疗慢性肾衰竭的思路进行治疗。

2. 辨病治疗

针对病因，发病初期如有感染，可配合清热解毒，如选用黄芩、黄连、连翘、金银花、板蓝根等。

如有过敏者，可配合桂枝、防风、荆芥、苏叶、蝉蜕、徐长卿等。

如出现蛋白尿者，可配合菟丝子、巴戟天、紫河车、肉苁蓉、地黄等。

如出现血尿者，可配合清热凉血利尿药，如白茅根、石韦、茜草、大小蓟、仙鹤草等；或配合活血散瘀药，如红花、丹参、蒲黄、紫草等。

预防与调养

积极预防各种原因导致的过敏，及时治疗过敏是预防过敏性紫癜性肾炎的关键。

对于过敏性紫癜性肾炎，宜食用富含营养、易消化的食品，多食新鲜蔬菜和水果。

- 避免鱼、虾、蟹、奶类等易引起过敏的食物。
- 不宜进食过多蛋白质。忌生冷、辛辣、煎炸、燥热之品。如有明显水肿、血压升高者，宜低盐饮食。
- 戒烟酒。
- 注意保暖，预防感冒，适当运动，避免劳累。

预后与随诊

紫癜性肾炎虽有一定的自限性，一般情况下预后良好。儿童患者预后一般较好，但仍有部分患儿或患者病程迁延，甚至进展为慢性肾功能不全。成年起病的患者预后较差。

无蛋白尿及皮肤病变，单纯镜下血尿者预后良好；部分蛋白尿伴血尿者，也可完全康复或仅留少数尿常规异常，但易复发。并发高血压的患者预后较差。

表现为急性肾炎综合征或肾病综合征者预后较差，少数可迁延或进入肾衰竭。病理表现差，如新月体超过50%者，预后不良，病情反复，尿蛋白控制不佳，患者预后一般较差。

对病程中出现尿检异常的患儿或患者则应延长随访时间，一般建议至少随访3~5年。

十二、尿路感染

尿路感染（urinary tract infection）是常见的泌尿系统疾病，也是成年人中最常见的感染性疾病。男女老少均可发病，以女性尤其生育年龄的女性为常见。反复不愈的尿路感染会造成肾功能损害。

病因

各种原因导致的致病菌侵入尿路就有可能发生尿路感染，常见的感染方式有：

•上行感染：绝大多数尿路感染是由于细菌由尿道口上行至膀胱，乃至肾盂引起感染。

•血行感染：一部分由于血行感染，即细菌由体内的感染灶侵入血液，通过血液到达肾脏引起感染，这种情况比较少见。

•邻近感染：邻近器官感染，如盆腔炎、结肠炎、阑尾炎等引致尿路感染，此情况甚罕见。

细菌进入膀胱不都引起尿路感染，只有当机体防御机能及抵抗力低时才能致病。中医所说"正气存内，邪不可干"，只有正气不足时才会致病。

尿路感染的易感因素：

一些患者反复出现尿路感染，主要由于患者存在尿路感染的易感因素。易感因素很多，主要包括：

•尿路梗阻，膀胱输尿管反流、尿路畸形和结构异常、使用尿路器械（如导尿、停留尿管以及逆行造影、膀胱镜检查等）、代谢因素以及妊娠等。另外，任何慢性肾病都是尿路感染的易感因素。

•存在其他并发疾病，如糖尿病、慢性肾炎、肾结石、尿道口周围炎症、妇科炎症、男性细菌性前列腺炎。

•长期使用免疫抑制剂药物、长期卧床的严重慢性疾病患者、睡眠不足，抵抗力低下者、会阴局部不洁等。

•老年前列腺肥大、有前列腺肿瘤、膀胱或输尿管有结石、老年女性子宫及附件肿瘤压迫等，均是造成梗阻的主要原因。糖尿病、脑血管病等神经功能障碍也会使膀胱排尿无力，尿液大量潴留，引起梗阻性肾病，这些均可能是老年人尿路感染的易感因素。

诊断

患者通常存在感染的易感因素。根据临床症状及尿液检查，见白细胞及中段尿培养发现细菌超标则可诊断为尿路感染。

尿路感染的常见症状

• 排尿异常：下尿路感染常见尿频、尿急、尿痛，也可见尿失禁和尿潴留。

• 尿液异常：常有细菌尿、脓尿、血尿等，可见尿液混浊。

• 腰痛：下尿路感染一般不会引起腰痛；肾及肾周围炎症，如肾脓肿、肾周围炎、肾周脓肿、急性肾盂肾炎，常引起腰部持续剧烈胀痛；慢性肾盂肾炎引起的腰痛则常为酸痛。

有少数患者无临床症状，仅靠实验室检查确诊，属无症状性菌尿。

尿路感染的检查

• 尿常规检查，可见白细胞尿。

• 如年纪大、体质弱、反复感染的患者，需要进行尿细菌学检查，包括：清洁中段尿培养、药物敏感试验以及耐药试验。

• 发烧者通常需进行血常规检查，以判断感染情况。

• 影像学检查，反复感染者可进行尿路X线检查，发现引起尿路感染的易感因素，如结石、膀胱输尿管反流或尿管畸形等。静脉肾盂造影的适应证为再发性尿路感染。如有长期反复发作性尿路感染时，则应作排尿期膀胱输尿管造影。尿路梗阻患者在必要时，还要作逆行肾盂造影。需注意的是，尿路感染急性期一般不宜作静脉肾盂造影检查，可以用超声检查代替。

膀胱炎一般病情较轻，较少出现严重并发症，但抵抗力差者可造成其他并发症。严重的尿路感染可能出现肾乳头坏死、肾周脓肿、肾盂肾炎并发感染性结石、革兰阴性菌败血症等。

鉴别

- 反复出现上尿路感染并有乏力、低热等症状，需要与肾结核相鉴别；
- 如肾盂肾炎出现蛋白尿、水肿等，需要与慢性肾炎相鉴别；
- 男性尿路感染要与前列腺炎相鉴别。

对于明确的尿路感染则要对感染部位进行分类与鉴别。

尿路感染可分为上尿路感染和下尿路感染。上尿路感染包括肾盂炎、肾盂肾炎、肾脓肿、肾周围炎。下尿路感染包括尿道炎、前列腺炎、膀胱炎。

根据有无尿路功能或解剖上的异常，分为复杂性尿路感染和非复杂性尿路感染。当尿路系统存在解剖、功能异常或有肾外伴发病时，反复或持续发作的尿路感染，将严重损害肾功能并可危及生命。这种情况称为复杂性尿路感染。

表2-16 复杂性尿路感染的基础因素

解剖异常	如梗阻、结石等
功能异常	如肾衰竭等
肾外合并症	如合并糖尿病，或滥用含非那西汀的止痛药物等

西医治疗

轻微感染且体质强者可不需抗生素治疗。严重尿路感染则需要抗生素治疗。一般需要根据尿细菌培养结果，选用对致病菌敏感的抗生素。如无细菌学数据，经验用药主要是针对大肠杆菌进行治疗，所选抗生素对肾脏损害小，副作用小。

慢性尿路感染或复杂性尿路感染时可考虑联合用药，根据抗生素对细菌的不同作用，应用两种或以上抗生素产生协同作用。

抗生素治疗一般不可短于两周，膀胱炎、尿道炎疗程一般需要一周，患者不要因症状好转而停止治疗，否则更易反复发作，形成耐药。

中医治疗

尿路感染如果出现明显的尿频、尿急、尿痛等症状，临床上可参考中医"淋证"进行辨证论治。

1. 辨证治疗

淋证多因膀胱湿热、脾肾两虚、肾阴亏耗、肝郁气滞等导致膀胱气化不利，而导致小便频急涩痛；若湿热之邪犯于肾可见腰痛；若湿热内盛、正邪相争可见恶寒发热等，如热伤血络可见血尿。一般来说，淋证初起，多属实证；日久不愈，可转为劳淋，以虚证为主或虚实兼夹。

• 急性尿路感染

多数表现为下焦湿热证。

〔证候〕小便频急不爽，尿道灼热刺痛，尿黄混浊，小腹拘急，腰痛，恶寒发热，大便干结。舌红苔黄腻，脉滑数。

〔治法〕清热利湿。

〔方药〕八正散加减

一些兼有利尿作用的抗菌中药，如车前子、半边莲、茵陈、萹蓄、瞿麦等，可增加尿量冲洗尿道，使细菌容易排出而不易在尿道中繁殖，另一方面亦发挥抗菌作用。

中药八正散是治疗淋证比较常用的方剂，临床用药之时，在一派苦寒抗菌药中，最好加入具有芳香健脾的抗菌中药如厚朴、木香等，这些药物既抗菌，又健胃，有一举两得之妙。

●慢性尿路感染

缠绵不愈或反复感染者，属于复杂性尿路感染。这些患者多数有尿路感染的易感因素，如尿路结石、梗阻、囊性肾病、尿路结构异常、膀胱输尿管反流或神经源性膀胱等，去除患者的易感因素十分重要。

复杂性尿路感染中，一部分患者由于抵抗力低或并发其他疾病，甚至属真菌性尿路感染，必须进行适当检查，详细分析，合理治疗。

中医认为，正气不足是造成尿路感染反复不愈的主要原因，重视扶助正气进行治疗，主要根据患者阴、阳、气、血不同方面的虚损情况，分别采用益阴、助阳、补气、养血的治疗方案，扶正祛邪是治疗原则。

上尿路感染如肾盂肾炎，可以没有尿频、尿急、尿痛等症状，但是可能会出现发热、腰酸等不适。此类患者通常可见两种证型，阴虚湿热证和阳虚湿热证。

阴虚湿热证：尿频不畅，解时刺痛，腰酸乏力，午后低热，手足烦热，口干口苦。舌质红，苔薄黄，脉细数。治以滋阴清热，利湿通淋。方以知柏地黄汤加减。

阳虚湿热型：证见尿频不适，淋漓不尽，尿黄，腰酸怕冷，口干口苦。舌淡见齿痕，脉沉细。方可用附子薏苡仁败酱草汤加减治疗。

如久病经中医或西医治疗后，病情得以缓解，尿急、尿频、尿痛等症状减轻或消失，仅表现为口干，腰酸，小便稍有不畅、尿有余沥、小腹不舒，微胀或胀痛等，为湿热未尽，气阴亏虚。可用清心莲子饮加减治疗，常用药物有黄芪、党参、石莲子、茯苓、麦冬、车前子、地骨皮、白茅根等。

2. 辨病治疗

慢性尿路感染，在没有热证表现时应选用非寒凉抗菌中药，如厚朴、木香、乌梅、白芷等；对于体虚、免疫功能低下者可选用具有补益作用的抗菌中药，如黄芪、黄精、山茱萸、金樱子、女贞子、当归、白芍等。对于一些长期使用广谱抗生素及营养不良的患者，应注意真菌感染的可能，黄精、知母、黄柏、黄连、丁香、木香对真菌有效。有不洁性活动史者，还要注意支原体、衣原体感染的可能，黄柏、白芷、地肤子、大黄、甘草、板蓝根、鱼腥草、旱莲草等对支原体、衣原体有一定效果。

预防与调养

• 清淡饮食，多饮水、勤排尿。在日常生活中宜清淡饮食，养成多饮水，勤排尿的良好卫生习惯，注意保持尿液清，避免憋尿。

• 注意会阴卫生。如女婴应在大小便后及时更换尿布，洗涤会阴和臀部。避免盆浴；大便后擦拭肛门，应从前而后，避免将肛门污物带到尿道口。

• 女性在月经、妊娠以及产褥期需要特别注意个人卫生，避免游泳。

• 尽量避免侵入性检查及治疗，如导尿等。

• 与性活动相关、反复发作的尿路感染，应注意性生活的卫生情况，并在性活动后立即排尿，必要时需要服用抗生素预防。

• 积极治疗引起尿路梗阻的因素，如尿路结石、前列腺增生、包茎等。

• 积极治疗感染性因素，如扁桃体炎、皮肤感染、胆囊炎、盆腔炎、前列腺炎、龋齿感染等。

• 在饮食方面，如果病人临床上有湿热表现者，如口干、口苦，大便硬结，平时可配合玉米、薏苡仁等煲汤；也可配合车前草、白茅根等凉茶；而有脾虚表现者，如倦怠，口淡、纳呆者，煲薏苡仁、山药等以健脾利湿。

预后与随诊

尿路感染对于年轻人来说一般预后良好，但反复感染可能造成梗阻性肾病，影响肾功能。

老年人尿路感染有时尿急、尿频、尿痛等症状并不明显，或只感到下腹不适、轻度腰痛、低热、全身无力、食欲下降等非特异性症状，因此容易漏诊。一些患者会出现夜尿增多、遗尿、尿失禁或尿潴留等，有的会引起全身性感染，甚至导致败血症预后较差。

老年人的尿路感染在治疗方面要特别慎重，尤其是使用肾毒性药物，用药剂量、方法、疗程要适当，防止损害肾脏。

妊娠时尿路感染的治疗与一般尿路感染相同，但一些有毒副作用或影响妊娠的中药便不宜使用，过于苦寒的中药也不宜使用。

尿路梗阻合并感染除了应用抗感染中药外，更要找出梗阻原因改善情况。

益气养阴补肾法治疗反复尿路感染

患者，女，58岁。2014年7月3日首诊。

简要病史：患者于1993年捐肾一个。近2～3年来，反复出现尿频、尿急、尿痛，甚至尿血，在医院进行检查诊断为"尿路感染"。每次发作均服用抗生素，一般有效，但常复发，平均2～3周发作一次。平时倦怠乏力，腰膝酸软，纳食可，大便调，无血压升高。胆固醇轻度升高。睡眠一般，夜尿2次左右。口干，口苦。舌淡红，苔黄稍厚，脉细。

[**诊断**] 劳淋。

[**辨证**] 气虚，肾阴亏虚，湿热内阻。

[**治法**] 益气，滋肾阴，清湿热。

[**方药**] 二至丸加味

白茅根20g，芦根20g，金侨麦25g，黄精12g，墨旱莲15g，女贞子10g，茯苓15g，党参20g，石苇10g，黄芩10g，凤尾草15g。每日1剂，翻煎，日服2次。

[**饮食调护**] 清淡饮食，避免热气、辛辣刺激之品；同时避免寒凉食物。注意休息，勿过劳，勿熬夜。

[**治疗经过**] 服药后感觉小便畅顺，患者每周就诊一次，二诊时，在上方基础上加杜仲（盐）12g，续断12g，益智15g，五指毛桃20g以加强补肾益气。

患者于2014年7月17日及8月21日发作一次尿路感染，服用抗生素5～7天后症状消失。其余时间均无异常。患者就诊过程中有时出现睡眠不好等情况，给予随症加减。

至2014年9月之后，尿路感染无再发，中药改为每周5剂，每2周左右就诊1次；至12月后，病情稳定，中药则改为每周4剂。至2015年1月29日第17诊，患者未有尿路感染发作，无须服用抗生素，改为每周服中药3剂，每月就诊1次。病告稳定。

[**体会**] 女性反复尿路感染是临床常见多发病。西医多采用抗生素治疗，短期确能收到效果，有的患者也能获得完全控制。但有些患者，由于抵抗力差，或有其他易感因素，仍常常复发。有的长期使用抗生素容易产生耐药性或严重的副作用。

本病属于本虚标实之证。患者过往捐肾之后体质转弱，常有乏力倦怠、舌淡脉细等，属于气虚无疑；又有腰酸软、口干、脉细等证候，乃肾阴不足表现。另有口苦，舌苔黄厚等证为湿热之证。

治疗方面要审证求因，标本兼顾，扶正祛邪，益气、滋肾养阴治其本，清热祛湿治其标。同时注重分阶段用药，如急性期则强化清热化湿，兼以固扶正气；如病情稳定时则以扶正为主，并参考辨病用药，适当加入清热解毒之药。取得了超过半年以上无尿路感染发作的良好效果。表明辨证用药对反复性尿路感染有较好的作用。

十三、尿路结石

尿路结石（urinary calculus）是肾结石、输尿管结石、膀胱结石以及尿道结石的总称，为临床常见病、多发病。许多尿路结石可没有症状，尿路结石病例大多通过肾超声检查或腹平片检查而发现结石；一些患者则因腰腹部疼痛、尿血、感染等症状，进一步检查而发现。一些尿路结石患者由于没有明显的临床症状而被漏诊。

病因

尿路结石的病因虽较复杂，但经系统检查分析，一般能查明原因。根本原因是尿液的晶体浓度升高，尿液或尿路的理化因素改变，如尿pH值过低、尿路有异物、堵塞等原因造成尿液淤积，晶体沉积。肾结石形成的具体原因如下：

• 局部原因——尿路机械性梗阻、感染和有异物，如长期放置尿导管、支架等。

• 全身原因——亦称新陈代谢紊乱，包括肾小管病变、酶的紊乱等，均是结石发生的基本原因。

• 尿液晶体浓度升高——各种原因造成的高血钙、高尿钙、尿酸结晶以及药物结晶等沉积于肾，都容易造成肾结石。造成尿液晶体浓度升高的原因还与饮食有关，如摄入过多的钙、大量草酸盐，如大量摄入芦笋、西红柿、浆果、可乐、草莓、菠菜等，或肠病时过量的细菌把甘氨酸分解为草酸，过量食用维生素D、维生素C、嗜甜、嗜咸等均易致草酸结石；嗜食肉类等也易致尿酸结石。此外，摄取太多脂肪、糖分、蛋白质等，都是诱发肾结石的主要原因。

• 环境及个人因素——饮食习惯、气候干燥、水质、高温、日照期长的条件下，如果饮水不足，容易使尿液浓缩，易于长成结石。肾结石多发生于青壮年，尤其是高空或户外工作人员、锅炉工人、职业司机、外科医生等特殊职业的人，因工作繁忙，生活节奏快，不能按时喝水，导致体内水分减少，尿液浓缩，憋尿也极易引发结石。

90%以上的结石都是含钙结石，尤其是草酸钙结石；5%～10%则为尿酸结石。反复尿路感染者易致磷酸盐结石。一些地区，如石灰岩地带常饮用硬水的人也较容易患尿路结石。

诊断

过往可能有排小沙粒或结石的病史，或平时少喝水。常见的症状为肾绞痛、血尿、尿闭、尿频、尿急、尿痛等症状。通过肾超声、腹部平片、静脉肾盂造影或CT等检查，能进一步明确结石的部位、大小以及是否有其他合并症。

尿路结石常见的并发症为感染和梗阻。

鉴别

尿路结石需要与胆囊炎、胆石症、阑尾炎、卵巢囊肿扭转、宫外孕以及腰椎疾病等相鉴别。

此外明确了尿路感染后，还要对结石的部位进行鉴别。

• 上尿路结石（肾脏、输尿管）：疼痛和血尿是上尿路结石的重要症状；其他还包括：恶心、呕吐等消化道症状；膀胱刺激症状；伴感染时，会出现畏寒、发热等。双侧上尿路结石或独肾上尿路结石导致梗阻，可出现无尿，若未能及时处理可出现尿毒症症状。体征包括季肋点、上输尿管点、中输尿管点压痛；肋脊点、肋腰点压痛。尿常规实验室检查显示，可有镜下血尿，伴感染时有脓尿。

• 下尿路结石包括膀胱结石和尿道结石。

• 膀胱结石：排尿中断为典型症状，尿痛，可放射至阴茎头部；排尿困难和膀胱刺激症状。

• 尿道结石：点滴状排尿及尿痛，尿潴留、尿道口流血，前尿道结石可通过触诊发现。

西医治疗

1. 一般治疗

大量饮水使每日尿量达到2000～3000ml。为了保持夜间尿量，睡前饮水，起床排尿时再饮水。大量饮水利尿可使细小的结石排出体外。稀释尿可使结石增长的速度减缓，避免结石手术治疗后再发。对于并发感染者，大量尿量有助引流，有利于感染的控制。

2. 体外冲击波碎石治疗

肾结石最大的危害是肾积液，在此基础上引起肾功能损害。肾结石需及时治疗，采取何种形式需要根据具体情况而定，如内科保守治疗无效，结石较大者可考虑体外冲击波碎石治疗。

不同部位的碎石治疗

• 肾结石：一般肾盂结石的碎石治疗效果良好，对于肾鹿角形结石应分次碎石，从肾盂开始尽可能保证尿路通畅，避免石阶形成，肾结石冲击波能量不宜过大，时间不宜过长，两次碎石间隔时间应多于一周，肾盂输尿管连接部狭窄为碎石禁忌证。石阶为进行碎石治疗后，大量碎石屑堆积于输尿管生理狭窄处近端，形成石串状。输尿管结石：输尿管结石分为上中下三段。只要输尿管远端无病理性狭窄，不影响结石排出，均可进行体外冲击波碎石。结石在不同部位，碎石时要采取不同体位，目的是避开骨骼对冲击波传导的干扰，如输尿管阴性结石可采用在肾盂输尿管造影剂下显示碎石。输尿管下段应注意与静脉钙化石鉴别。

• 膀胱尿道结石：无尿道严重狭窄的情况下，均可使用体外冲击波碎石。治疗可经膀胱镜碎石，或膀胱切开取石术。

• 尿道结石：分为前尿道结石和后尿道结石。前者以器具挤出、钩出、钳出腔内碎石；后者则将结石推入膀胱，再按膀胱结石方式处理。

体外冲击波碎石治疗的禁忌证

使用体外冲击波碎石，多数可让结石患者免除手术之苦，而获得满意的效果。但是以下情况应慎用体外冲击波碎石。

• 有全身出血性疾病；

• 严重心血管病变，心功能不全且不能有效控制；

• 妊娠妇女；

• 尿路结石、远端输尿管有器质性梗阻、结石粉碎后不能顺利排出体外。或患侧肾没有功能，不能产生足够尿流，使结石排出体外。

碎石常见的临床并发症

碎石术后常见并发症有疼痛、皮肤瘀斑、血尿以及感染等，严重者甚至出现肾破裂。对于肾脏畸形、有长期高血压的肾结石患者，要注意肾周血肿的发生，一旦出现以上症状应立即卧床休息，进行抗炎治疗，必要时以手术清除血肿。

大多数患者在碎石术后无须特别处理，可正常工作、生活，为促使排石可采用以下方法：

- 多饮水，增加尿量；

- 配合排石，应用解痉药物，如有感染，给予抗生素治疗；

- 在碎石术后配合中药排石治疗，使结石碎片尽快排出，对减少输尿管内碎石堆积，而引起输尿管梗阻等并发症有重要帮助；

- 定期复查，一般碎石后5～7天后复查肾超声，了解碎石排出及是否出现出血等情况。要避免碎石后不做检查，以防肾或输尿管梗阻将造成严重后果。

必要时根据具体情况采用微创手术治疗、经皮肾镜碎石以及开放手术治疗等。

中医治疗

尿路结石以下焦湿热为根本病机，或夹血瘀；湿为阴邪，久则损伤脾肾阳气，或热灼阴伤，而表现出气虚或阴虚的临床症状。故治疗应按不同的临床表现和不同的阶段进行。

早期多属实证，治疗应以实则泄之为原则，采用清热利湿，通淋排石，活血化瘀法。病之后期则属虚实夹杂之证，治疗应以标本兼治，在利湿清热通淋的同时，或补脾益肾，或滋阴清热以共奏其功。

对于直径＜0.5cm的结石，可行中医辨证治疗。中药如金钱草、车前草、白茅根等有助于预防结石复发、增大。

1. 辨证治疗

尿路结石见于下焦湿热证，腰部胀痛、牵引少腹、溲短黄，灼热刺痛，或有血尿。口苦，舌红，苔黄腻，脉弦数。

〔治法〕清热利湿，通淋排石。

〔方药〕石苇散加减

加减如下：

• 若湿热夹瘀常以石苇散合失笑散加减，药用金钱草，石苇，海金沙，琥珀，赤芍，王不留行，牛膝，车前草，蒲黄，五灵脂，冬葵子，滑石等。

• 若湿热兼气滞，证见腰腹胀痛明显者加青皮、厚朴、乌药等以行气除胀止痛；若结石锢结久不移动，而体质较强者可加穿山甲、皂角刺、桃仁等以通关散结排石。

• 若湿热兼气虚，常用石苇散合四君子汤加减，药用黄芪，白术，茯苓，党参，海金沙，石苇，冬葵子，鸡内金等。

• 若湿热兼阴虚，常用六味地黄汤合石苇散加减，药用生地黄，山药，琥珀末，石苇，茯苓，黄柏等。

• 若有肾绞痛可加用木香，乌药，沉香，延胡索，威灵仙，枳壳等。

• 若结石日久可加行气活血的药物，如桃仁，川芎，当归，三棱，莪术，王不留行，山甲片，鳖甲，皂角刺，木香等。

治疗结石的中药多为苦寒淡渗之品，日久易伤及人体正气，故应注意扶正。如用核桃肉、茯苓、黄芪等健脾补肾等。

名家经验

国医大师朱良春治疗肾结石颇具特色。朱教授强调根据"肾虚与膀胱湿热"进行辨证。

〔经验方〕通淋化石汤

〔组成〕金钱草60g，鸡内金10g，海金沙12g，石见穿30g，石韦15g，冬葵子12g，两头尖9g，芒硝（分冲）6g，六一散10g。

〔加减〕尿血者去两头尖，加琥珀末（分吞）3g，小蓟18g，苎麻根60g；腰腹痛加延胡索20g，地龙12g；发热加柴胡、黄芩各12g；尿检有红细胞者加败酱草18g，土茯苓24g。

2. 辨病治疗

在辨证的基础上配合使用具有一定溶石、排石以及抑制结石生成等作用的药物，如：鳖甲片、金钱草（四川大叶金钱草）、滑石、海金砂、薏苡仁、白茅根、石韦、萹蓄、琥珀、瞿麦、车前草、怀牛膝、冬葵子、玉米须、威灵仙、大黄、枳壳、鸡内金等。

减轻梗阻的基本处方：桑螵蛸、苍术、黄芪、熟地黄、何首乌、覆盆子、菟丝子、王不留行、牛膝。

另外，中药及针灸配合体外碎石治疗，可提高排石效果，并可避免碎石后的石阶形成。

3. 针灸治疗

针刺体穴肾俞、膀胱俞、京门、三阴交、阿是穴等。强刺激，用泻法，不留针，每日1次。肾区局部热敷也可减轻疼痛。

4. 针灸配合药物综合治疗

中医综合治疗措施治疗肾结石，取得较好疗效，以下可供参考。

〔汤剂〕琥珀散加味：金钱草30g，海金砂20g，石韦、滑石、川牛膝、枳壳各15g，当归、莪术各12g，琥珀10g，乌药6g。

〔加减〕如肾绞痛加鸡屎藤10g；尿频、尿急、尿痛明显者，加黄柏10g；血尿加仙鹤草30g。每日煎服1剂。

〔泡茶〕郁金30g泡茶频饮。

〔体针〕针刺体穴肾俞、膀胱俞、关元、水道。中强刺激，用泻法，不留针，每日1次。

〔耳穴〕白芥子贴耳穴的肾、膀胱、三焦、输尿管位置。每日服中药后或排小便前按压耳穴20分钟，每周换白芥子1次。

预防调养

• 多饮水、勤排尿、少憋尿。一般建议临睡前和晨起床喝水，多饮水、勤排尿、少憋尿是避免结石的重要措施。饮水量并无固定的标准，主要参考尿量而定，保证每日尿量在2000ml左右。一般来说，每日饮水量以达到尿液清为度，夏天出汗后必须立即补充水分。在饮水或茶中放入新鲜的柠檬片，柠檬中富含柠檬酸盐，可抑制结石形成。

• 合理饮食，注意饮食的均衡性，注意蛋白质、谷类、纤维素的合理搭配，并注意低盐、低脂、低糖等饮食方式。对于尿酸性结石应限制肉类的摄入量，特别是动物内脏；结石患者在治疗期间应该少吃牛肉、羊肉等；对于草酸盐结石者，应减少高草酸等食物的摄取，例如豆制品及含草酸高的食物如茶、菠菜、芹菜、竹笋、西红柿、葡萄、咖啡、李子、橘子、马铃薯等食品，尤其是在晚餐时尽量避免；磷酸钙结石应该减少高磷食物的摄入，如干果类、高蛋白类等。睡前一般不应喝含钙高的牛奶。

• 适当运动。对于已经有结石的患者，可根据结石的具体情况，配合运动，如结石比较小，并且没有肾积水的年轻患者，可简单的跳跃、跑步、上下楼梯以及跳绳等以促进结石的排出。

• 戒烟，避免饮酒。

• 体质不虚者可以服用利水中药，有助于减少结石的发生。如可煎服白茅根、车前草、金钱草当茶饮。

预后与随诊

肾结石治疗后常有复发倾向，需要定期复查。在随诊过程中需要注意如下情况：

• 如果体检发现肾结石，应该及时复查，了解肾结石的大小、形状以及是否并发肾积液等。

• 对于小的肾结石，如<0.5cm者，可考虑用中药排石等治疗，对于较大的结石，服药通常难以排出，但也不绝对，不同体质的患者可能有不同的效果。如结石较大且形态如三角形、鹿角形，或位于下盏，或伴有积液者，应考虑碎石等治疗手段。

• 碎石治疗对大多数肾结石有较好的效果，但有的易复发。反复发生肾结石，需要进行进一步检查如血尿酸检查等。

碎石后应该及时复查，短期之内避免石阶形成；由于结石常有复发倾向，因此远期仍需要复查以了解是否再出现肾结石。

• 一般来说，肾结石如果并发积液甚至梗阻，需要紧急处理；如果无并发积液，可以择期处理。

• 不管哪种情况都需要进行健康调养，改变易引起肾结石的生活习惯，防止肾结石。由于肾结石是尿路感染的易感因素，所以对于反复发生尿路感染的患者，需要进行检查以排除肾结石等。

肾结石一般来说大多数预后良好，及时诊断治疗，一般不至于导致严重后果。关键在于早期诊断及早期治疗，避免肾积液发生。

肾结石引起的问题主要在于梗阻所造成的肾积液，肾积液能导致肾功能的衰退，如长期未得合理处理，可导致梗阻性肾病，在此基础上引起慢性肾衰竭，甚至需要进行透析治疗。

案 例

　　患者，男性，48岁。2013年10月7日首诊。2013年9月28日忽然腰痛，到医院检查显示：右输尿管下段结石并导致输尿管阻塞。9月30日进行碎石治疗，但碎石后未能排出碎石，见有肉眼血尿，复查放射线发现右输尿管下段结石影共三粒，体积较前为小。同时出现腰腹部严重疼痛，以右侧为甚。西医给予抗生素及止痛药等。但腰腹疼痛未缓解，口干口苦，大便偏烂，舌淡，舌边红，苔黄厚腻，脉滑。自腰腹痛后，出现血压偏高，最高达到170/100mmHg以上。为求及时排石，寻求中医治疗。

[诊断] 腰痛、腹痛、尿血（输尿管结石）。

[辨证] 气虚、湿热瘀阻。

[治法] 益气化湿清热，凉血止血，通淋。

[处方] 黄芪30g，茯苓15g，白芍15g，墨旱莲15g，石苇15g，滑石30g，甘草8g，连翘15g，白茅根30g，车前草30g，金钱草30g，海金沙（包煎）20g，麦芽25g，砂仁（后下）10g，木香（后下）10g，鸡内金30g，党参25g。每日1剂。

　　嘱：多饮水，勤排尿，避免进食煎炸热气食物，观察血压情况。

[二诊] 2013年10月11日，血尿停止，疼痛减轻。上方加冬葵子15g，制三棱、莪术各6g，延胡索15g。每日1剂。

[三诊] 2013年10月16日，2天前小便时排出两粒结石，大小约0.2～0.3cm。无疼痛。舌淡红，苔黄，脉滑。血压：140/86mmHg。复查超声输尿管通畅，无积水，亦不见结石影。照上方加钩藤、杜仲补肾，并嘱随诊，注意监测血压。

[评述] 患者腰腹部疼痛，检查显示右输尿管下段有结石影，输尿管

结石诊断明确，超声未显示肾积水，一般来说梗阻时间不长。输尿管下段结石一般也容易排出。患者检查明确后，可先行中医治疗，这对身体状况比较好，因其结石不算太大，尤其是输尿管下段的结石，服用中药可有助排石。

患者进行输尿管碎石后，结石未能及时排出，并发出血等情况。这种情况与碎石造成输尿管损伤出血有关。

中医辨为气虚，湿热瘀阻，故以益气化湿清热、凉血止血、通淋利水治疗。患者很快止血，这时加强活血通络之法，二诊后则尿石排出。排石后患者血压较前明显下降，但仍偏高，需要进一步跟进，以明确诊断和治疗措施。平时则需多饮水，进行定期检查，预防结石再次发生。

十四、梗阻性肾病

梗阻性肾病（obstructive nephropathy，ON）是指因为尿流障碍而导致肾脏功能和实质性损害的疾病。本病可急性发生，也可慢性发生，病变常为单侧，但也可以是双侧。

肾盂积液通常是梗阻性肾病时的临床发现，但如有肾内梗阻不一定伴随肾盂积液。同时，许多情况特别是先天性输尿管畸形，在检查时可以有肾盂扩张，但不一定伴随肾盂积液。

病因

由于尿路梗阻，尿流障碍，肾内压力会增高，血流减少，导致肾脏损害。同时由于压力增加，致肾小管破裂，尿液漏入间质，使肾间质发生损害，结果造成肾小球滤过功能、肾小管浓缩尿液功能减退。

造成尿路梗阻的主要原因有输尿管本身及输尿管以外两大类。输尿管本身又分为腔内梗阻、输尿管壁障碍两大类。

表2-17　梗阻性肾病的常见原因

原因	病变表现
结石	为腔内梗阻最常见的原因，可发生在输尿管任何一处，但以生理自然转折或狭窄处多见，也可在肾内的小管腔内
本周氏蛋白	在多发性骨髓瘤的部分病例中，含有大量本周蛋白，可以沉着于肾小管造成阻塞
坏死组织	部分肾乳头坏死病例，坏死的组织可以脱落造成梗阻
血块	泌尿系统出血，形成血块，也可能阻塞尿路
输尿管病变	输尿管壁本身障碍有功能性及解剖性病变两大类。 功能性异常方面，常因运行肌不能正常运行而致，可因输尿管纵行肌或环状运行肌障碍，使尿液不能正常下行 解剖性病变方面包括炎症、肿瘤等所造成的输尿管狭窄
膀胱病变	膀胱功能障碍导致尿路梗阻的原因大多为神经源性，可因先天性肌肉发育不全或脊髓功能障碍等引起。后天性常见于糖尿病、脑血管病变、多发性硬化症或脑退化症等
尿路以外梗阻	尿路以外造成梗阻常因生殖系统、消化系统，以及血管或后腹膜其他病变引起 女性多因子宫、卵巢等病变引起 克罗恩病或胃肠肿瘤可以压迫输尿管而导致梗阻 腹膜后病变可因炎症、肿瘤引起
前列腺病变	前列腺肥大或肿瘤常是男性发病的原因
尿路感染	有些梗阻性肾病梗阻并不完全，但因继发感染造成局部组织渗出、水肿，炎症分泌物阻塞等可加重梗阻，变成完全性梗阻。

诊断

临床上根据症状、病史（如外伤史、前列腺肥大病史以及结石等）和实验室检查等一般可以确定诊断。

尿液检查时，大多数病例有少量蛋白尿、血尿以及白细胞尿。如果由结石、肿瘤等引起者可能出现肉眼血尿；合并感染则可有较多白细胞。进行如超声检查、腹部平片、肾CT或MRI等影像学检查，除可测得肾脏大小以外，还可以了解是否存在梗阻及梗阻的原因。少部分特殊病例需以逆行输尿管造影剂造影，部分急性梗阻病例经静脉肾盂造影后，可以帮助明确病因。

常见症状

- 反复出现尿频、尿急、尿痛或排尿困难等症状；
- 腹部和腰部疼痛；
- 腰部有肿块；
- 不明原因的肾功能损害、肾小管功能下降以及高血压；
- 血尿；
- 尿路感染等。

鉴别

许多疾病如腰肌劳损、腰椎病变等都可能有腰酸痛等症状，而排尿不适主要与尿路感染等有关，都需要详加鉴别。

尿路梗阻一般分为：

- 下尿路梗阻——常为尿道狭窄或前列腺增生等。
- 上尿路梗阻——膀胱三角区和输尿管出口处肌肉增厚，可使输尿管排尿受阻，输尿管积水。输尿管一侧或双侧结石或其他原因所导致的输尿管梗阻也会造成肾积水。

肾积水的严重程度取决于梗阻的部位、程度以及发生梗阻的时间。

西医治疗

• 解除梗阻——早期及时采取适当的方法解除梗阻，是治疗梗阻性肾病、促进肾功能恢复的根本方法；在情况紧急或梗阻原因暂时无法去除的情况下，应在梗阻之上进行造瘘解除梗阻。

• 病因治疗——如结石可用震波碎石方法去除结石，结核、肿瘤、神经性功能障碍等均应该采取相应的措施去除病因。

• 对症治疗——如果并发感染，则需要配合抗生素治疗；如梗阻后出现多尿等造成水、电解质等障碍，应及时予以纠正。

• 替代治疗——如梗阻已造成肾衰竭，甚至危及生命时则需及时进行透析治疗，待病情稳定后再进一步检查，确定病因后再合理治疗。

中医治疗

1. 辨证治疗

梗阻性肾病属于中医"癃闭"范畴。通常可分为膀胱湿热、肺热壅盛、肝郁气滞、尿道阻塞、脾气不升以及肾阳衰惫等证型。

举例：尿道阻塞型

〔主征〕尿道阻塞型癃闭症常见小便点滴而下，或尿细如线，甚则阻塞不通，小腹胀满疼痛，舌质紫暗或有瘀点，脉细涩。

〔治法〕行瘀散结，通利水道。

〔方药〕代抵当丸。

方中归尾、穿山甲、桃仁、大黄、芒硝通瘀散结，但目前穿山甲属于保护动物已不能使用，可用王不留行代替。生地凉血滋阴，肉桂助膀胱气化以通尿闭，用量宜小，以免助热伤阴。若瘀血现象较重，可加红花、三棱、莪术等以增强其活血化瘀的作用。

若病久血虚，面色不华，治宜养血行瘀，可加黄芪、丹参、赤芍；若由于尿路结石而致尿道阻塞，小便不通，可加用金钱草、鸡内金、冬葵子、萹蓄、瞿麦、以通淋利尿排石。各种原因导致排尿不畅，可重用川牛膝；寒湿重者加附子；腰痛缠绵者加补骨脂、肉苁蓉。

2. 辨病治疗

由于感染、结石、膀胱神经病变的原因不同，中医治疗也各有不同。对输尿管中下段结石可以先给予保守治疗，如饮水、中药治疗等。

　　患者，男性，50岁。一年前腰痛，经检查提示左肾结石，遂进行体外冲击波碎石治疗，治疗后患者仍时常有腰痛，但未及时进行检查。半年后患者因为尿频住院。入院后查血肌酐正常，肾超声提示左肾大量积液并令左输尿管扩张，双肾ECT检查显示左肾无显影，左肾功能丧失。前来就诊，咨询中医药治疗方法。

[评述] 本例患者由于肾结石造成长期梗阻，引起一侧肾功能丧失。

肾结石临床并不罕见，但总体上肾结石是属于可以很好预防和治疗的疾病，及时合理的治疗可避免严重后果的发生。但事实上仍然常常见到因肾结石导致梗阻的例症，引起肾积液而造成肾功能损害，甚至需要进行透析治疗。追究原因，大多数是早期没有留意或没有合理治疗。

肾结石进行碎石治疗后大多数可以排出碎石，有的却会形成石阶而引起积液，有的积液有腰痛等症状，有的没有症状，因此一定要复查。

石阶如不及时处理可造成肾积液，肾盂内压力过高，肾皮质受压，会造成肾功能损害。

在临床工作中曾接诊多位患者在碎石治疗后出现肾衰竭，而需要长期透析治疗者，究其原因都是在碎石治疗后，石阶形成且没有得到及时复查处理而引起。

中药清热利水通淋等药物，如车前草、金钱草、鸡内金、石苇、白芍等能有效促进碎石的排出。碎石后及时复查肾超声，可及时了解石阶情况，及时采取预防措施。

有时视具体情况，还可以配合针灸治疗。

预防与调养

梗阻性肾病有多种原因，在预防方面，首先要明确引起梗阻的原因，并给予病因治疗，尽量解除尿路梗阻使尿路畅通。在此基础上保护肾功能。

- 饮食宜清淡，避免进食煎炸热气及辛辣食物。
- 如有水肿、高血压宜低盐饮食。
- 宜根据梗阻情况，适量饮水，如出现完全性梗阻造成少尿或无尿，则应限制水的摄入量。
- 虚寒型尿路梗阻可在下腹部热敷。
- 平时应慎起居，保持精神舒畅，合理运动，预防感冒，合理饮水，保持小便通畅。

预后及随诊

梗阻性肾病是可以预防的疾病，早期预防可避免梗阻发生，避免肾衰竭。梗阻发生后，梗阻解除的时间对预后至关重要。

一般来说，输尿管梗阻如果在1周内完全解除，3～4个月内肾功能可能完全恢复，若超出1周即难以完全恢复。完全性梗阻达2周，在解除梗阻后肾小球滤过功能可能恢复70%。如果完全性梗阻超过4周，在解除梗阻后肾小球滤过功能仅有可能恢复30%，如果超出6周，肾功能将完全丧失。

对于不完全性梗阻，在梗阻解除后，肾功能恢复情况同样取决于梗阻持续的时间，此外梗阻造成的肾皮质萎缩情况也是主要的评估依据。

梗阻性肾病的预防在于原发性疾病的预防，如避免尿路感染、多饮水、勤排尿以及防治尿路结石。已经有梗阻要及时治疗，解除梗阻，防止肾功能受损。

梗阻性肾病的病因是尿路梗阻，防治梗阻是关键。因此，平时必须注意造成梗阻的原因，如及时检查和发现结石，及时进行治疗，防治尿路感染，及时发现和治疗尿路畸形、肿瘤等。对于神经源性排尿障碍者也要及时给予治疗。

在随诊过程中，肾超声等影像检查是了解梗阻的简单而又无创伤性的检查。

十五、药物性肾损害

什么是药物性肾损害

药物性肾损害是指药物作为致病原因所引起的一类肾脏疾病的总称。

药物性肾损害有多种临床表现，病人可出现疲乏、腰痛、水肿、蛋白尿、血尿、尿量减少或增加、尿比重降低、尿钠增多、血尿素氮和肌酐升高等。

许多药物可引起肾损害，引起药物性肾损害的主要药物包括：

• 某些抗生素、部分解热镇痛药、造影剂、金属制剂以及抗肿瘤药物等。

• 个别中草药及其制剂也可造成不同程度的肾损害，如关木通，但目前已经基本不再使用。

• 一些药物引起的药物过敏反应也会加重肾脏损害。

药物发生肾损害的机制比较复杂，很多情况下与个体的特异性及药物因素有关，同时与用药量、用药时间以及病人在脱水状态下或合并用药更容易发生药物性肾损害。

表2-18 引发药物性肾损害的危险因素及机制

危险因素	机制
肾脏对药物排泄的影响	肾血流量大，滤过多，易受药物影响；而肾功能下降时，对有毒药物的排泄减慢，又可伤及肾脏
机体状态及并发其他疾病	如脱水、肝硬化、心衰、糖尿病以及感染等
年龄	老人肾功能减弱，较年轻人更易发生药物性肾损害
药物因素	药物本身有肾毒性，尤其是联合用药时
体质	与体质过敏有关

药物性肾损害的特点

药物性肾损害临床类型有急性和慢性。

急性药物性肾损害包括急性间质性肾炎、肾小管坏死、急性过敏性血管炎、急性肾衰竭等。磺胺类药物，如磺胺嘧啶、磺胺甲噁唑等还可引起梗阻性肾病。

慢性药物性肾损害包括慢性间质性肾炎、肾小管功能损害、肾血管损害等。

药物性肾损害若能早期发现、早期治疗，则肾脏功能可逐渐恢复。否则，可致永久性肾衰竭。

表2-19　可导致肾损害的常见西药

类别	举例
抗生素类	头孢菌素类 青霉素类 磺胺类 喹诺酮类 两性霉素B、多黏菌素类等
抗肿瘤药物	如环磷酰胺、链脲霉素、顺铂、甲氨蝶呤
环孢菌素A	
利尿剂、脱水剂	利尿剂如氢氯噻嗪、呋塞米；脱水剂如甘露醇、低分子右旋糖酐等
生物制剂	疫苗、抗毒素、抗血清
造影剂	
金属制剂	如汞、硫酸铜、硫代硫酸铋等
止痛药	主要是非甾体类消炎止痛剂
其他	青霉胺、血管紧张素转换酶抑制剂、西咪替丁等

1. 止痛剂肾病

止痛剂肾病主要指非甾体类消炎止痛剂引起的各类肾病变，其临床表现类型有：

- 亚临床型止痛剂肾损害；
- 血管性肾衰竭；
- 急性间质性肾炎；
- 慢性肾病，主要指慢性间质性肾炎。

各类型中以急、慢性间质性肾炎和血管性肾衰竭较常见。本病与止痛剂类型有关，非甾体类消炎止痛剂的复方制剂的肾毒性较大，可引致急性肾衰竭的非甾体类消炎止痛剂包括布洛芬、萘普生、吲哚美辛等。

止痛剂的危险性因人而异，特别值得注意的是上消化道出血与急性肾衰竭可能会同时发生。

2. 造影剂对肾损害的预防

• 对于高龄、脱水、糖尿病、高血压、心衰等病症的高危者，应尽量避免进行造影检查。

• 对于肾衰竭患者，如果血肌酐达221μmol/L以上者，应避免使用大剂量含碘放射造影剂（如螺旋CT及血管造影等）。含碘造影剂可引起血管强烈收缩，导致肾缺血损害。

• 一般来说，进行造影检查者均需要检查尿常规、肝肾功能等。高危人士进行造影，应用低渗性或不含碘的造影剂，并且需碱化尿液。

• 造影前适当饮水，或静脉补充盐水，改善肾灌注，降低造影剂浓度。

• 造影时避免使用其他肾毒性药物，如环孢素、万古霉素、非甾体抗炎药等。

3. 预防药物对肾损害的措施

由于临床检查和治疗不可避免地会选择使用某些药物。采取一些预防措施，能有效减少肾损害的发生率。

• 用药前应避免低血压或脱水，若有血容量不足，应纠正血容量后再用药。

• 肾功能不全或原有肾病患者，应根据肾功能状态减少药量或延长给药的间隔时间。

• 避免两种或以上肾毒性药物联用，如氨基糖苷类合并头孢菌素类。

• 用药期间应定期尿检并监测肾功能等，如出现肾损害应及时停药，并及时处理。

• 肾炎是一种免疫性疾病，不可滥用抗生素。有的肾炎患者使用了抗生素，这通常是由于身体其他部位，如咽喉、肺部等并发了细菌感染。应用不当增加肾脏毒性，要特别注意。

中药肾毒性

中草药一般来说比较安全，无明显毒副反应。但一些中草药，如关木通具有一定的肾损害，长期大量使用可导致不同程度的肾损害。

关木通排石导致生命危险

患者年轻男性，体健无既往史。体检发现肾结石，自行购得大量木通煮水以利尿通淋。用药后出现尿量少，自查阅资料后发现所购的木通为关木通，具有肾毒性。自行以高浓度盐开水催吐。患者很快出现严重呕吐、少尿、水肿、昏迷等情况。

[评述] 这是由关木通引起严重中毒的病例。本例患者开始时使用木通利水通淋排石，但当时市场上用的大多数为关木通，关木通为有毒药物。患者单次用药剂量太大，出现肾损害后，采取了错误的救治方式而酿成严重后果。

1. 哪些中药可引起肾损害

具有肾损害作用的药物，主要包括植物类、动物类以及矿物类。

• 植物类药物

马兜铃科马兜铃属：《中国药典》收载含马兜铃酸的中药，如关木通、广防己、马兜铃、天仙藤、青木香；《中国药典》未收载含马兜铃酸的中药，如寻骨风、朱砂莲等。

大戟科：巴豆

旋花科：牵牛子

菊科：苍耳子

兰科：天麻

马钱科：马钱子，钩吻

毛茛科：乌头、附子

苦木科：鸦胆子

楝科：川楝子

豆科：相思子等

卫茅科：昆明山海棠，雷公藤

百合科：丽江山慈菇

● **动物类**

斑蝥、全蝎、蜈蚣、海马等。

● **矿物类**

砒石、砒霜、雄黄、红矾，朱砂、轻粉。

上述药物均有不同程度的肾损害，临床用药必须谨慎。患者不可自行用药。

2. 引起中草药肾损害的原因

中草药引起肾损害的原因很多，其中不按中医原则用药是造成中草药肾损害的关键原因。

如引起广泛关注的马兜铃酸肾病，主要因患者过量或长期使用关木通所致。而中医古籍及《中药学》中均有记载木通不可多用。《本草新编》曰："木通，逐水气，利小便，亦佐使之药，不可不用，而又不可多用，多用则泄人元气……但嫌其苦寒损胃，非若淡泻之无害也。"

引起中草药肾损害的常见原因有：

• 没有遵循辨证施治的原则，这是引起中草药性肾损害的最主要原因。

• 剂量和疗程不合理，如过量或长期应用个别有毒药物则可能导致严重的肾损害。

• 误用药物，如将关木通当作川木通使用，生川乌当制川乌使用等。

• 对药物肾损害的危险因素缺乏了解，如高龄、腹泻、减肥、原发性肾病和糖尿病等都是药物性肾损害的易感因素。

• 药物制作的工艺粗糙，药物煎制方法不当等。例如在煎药时，部分中草药有特殊的煎煮时间要求，有些需要久煎，否则毒性作用会增强。

• 中草药引起的过敏反应，机体特殊反应状态下，某些中草药可作为过敏物质，进入人体内导致全身过敏，引起局部急性过敏性间质性肾炎。其肾组织中有嗜酸粒细胞浸润，典型病例的临床表现有发热、出皮疹、血尿以及尿嗜酸粒细胞增多。

3. 什么是马兜铃酸肾病

曾有国外妇女服中药减肥茶后出现慢性肾衰竭的病例。现已明确此致病物质为马兜铃酸，由此而导致的肾病为马兜铃酸肾病。含马兜铃酸的主要中草药有关木通、广防己、马兜铃、天仙藤、青木香、寻骨风、朱砂莲、马蒂莲等。

马兜铃酸肾病根据临床表现分为急性马兜铃酸肾病、慢性马兜铃酸肾病和肾小管功能障碍。

慢性马兜铃酸肾病患者有长期或间断服用含马兜铃酸中药史；肾小管、间质疾病表现，如轻度尿蛋白、肾性尿糖、低渗尿等。多数患者病变隐袭进展，在服药数年后发生氮质血症；少数患者病变进展迅速，出现尿异常后半年至一年即进入尿毒症。其他表现有早期出现肾性贫血，肾功能不平衡；肾脏萎缩较早，双肾萎缩可不一致；其病理表现为寡细胞型肾间质纤维化。

4. 预防中草药肾损害的措施

事实上，专业地使用中药，一般不会有毒性。笔者长期大量使用中药治疗各种肾病，并未发生中药肾毒性的案例。笔者确实也曾收治一些中药肾毒性的案例，几乎都是不正确用药所致。

著名肾病学家、中西医结合专家叶任高教授生前也提到"用中西医结合的方法治疗肾病已30多年，并无一例发生中毒，而且效果较好，这可作为治肾病的中药并无毒性的例证之一。"

防止中药性肾损害，关键要掌握适应证和禁忌证，注意控制剂量和疗程，避免误用，注意患者体质因素等。

• 合理把握中药的剂量及疗程：部分中草药超量服用会导致严重的肾损害，因此避免随意改变药量、剂型。对有蓄积可能性的药物，应采用少量及间断服药的方法，减少蓄积中毒的可能；含金属矿石成分的中药一般排泄极为缓慢，即使一次用量也需要严格控制剂量，如需长期服用，即使小剂量也应注意易蓄积致肾损害。

对于已有肾衰竭者，由于肾衰竭时，药物代谢减慢，影响药物的疗效与毒性。应用个别有一定毒性的药物时，应根据具体情况，适当减少药物剂量，或适当延长给药时间。

• 把握中药煎服方法：如附子、雷公藤需要久煎，随煎煮时间延长副作用亦随之减少；而山豆根不可久煎，因山豆根煎煮时间越长，毒副作用则增强。用铝锅、铁锅等煎药器具亦不当，或可增加毒性。

• 切勿道听途说，胡乱用药：如民间流传朱砂莲等可治胃痛，但该药含马兜铃酸，不当使用可导致肾损害。

• 注意患者的年龄、性别、生理状态：对孕妇、老弱、儿童以及过敏体质者慎用有毒中草药。

注意药物的过敏反应

药物过敏能加重肾损害。一些患者使用某些药物会有过敏反应，在临床上需要密切注意。如别嘌醇容易出现过敏情况，通常有皮疹、皮肤瘙痒等表现，个别情况容易出现剥脱性皮炎。

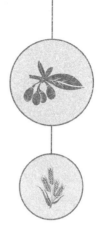

第 三 部 分

慢性肾衰中西医治疗方案速查

一、诊　断

慢性肾衰的基本概念

慢性肾衰竭，简称慢性肾衰，是由各种原因引起的肾脏损害和进行性恶化的结果，机体在排泄代谢产物、调节水代谢和电解质、酸碱平衡以及某些内分泌活性物质的生成和灭活等方面出现紊乱的临床综合征。

慢性肾衰属于中医"虚劳""肾劳""关格"等病的范畴。

1. 肾脏的功能

肾脏在维持体内环境稳定方面有着重要的作用，具有生成尿液；维持体液平衡；排泄代谢产物和有毒物质；维持体内酸碱平衡以及分泌、合成或降解一些物质，调节人体的生理功能。

表3-1　常见肾功能

肾功能	正常	异常
调节体内电解质	保持电解质稳定	高钾、高钠等
调节水分	正常排尿	尿少、少尿、无尿及水肿等
调节血压	保持血压正常	血压升高
调节酸碱平衡	体内酸碱平衡	代谢性酸中毒等
排出代谢废物	血肌酐等指标正常	血肌酐等指标升高
激素生成	生成促红细胞生成素	贫血
灭活激素	如灭活胰岛素、胃泌素等	灭活胰岛素、胃泌素功能下降，易导致自发性低血糖及消化性溃疡等
维持骨骼健康	骨营养正常	肾性骨营养不良及骨质疏松等

2. 慢性肾衰常见症状

慢性肾衰早期可能没有特别的临床症状，当病情发展，在不同的临床阶段可能出现不同的临床表现。

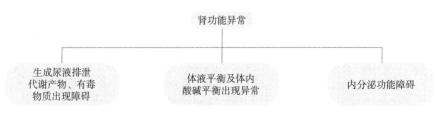

图3-1　肾功能异常后可出现的症状

表3-2　慢性肾衰常见症状

系统	症状
水代谢障碍	出现不同程度的水肿；尿量改变，有的可出现夜尿增多，或少尿，甚至无尿
电解质紊乱	由于肾脏排泄钠能力降低，故可致高血钠、高血钾；但在钾摄入不足、胃肠道丢失以及大量的利尿剂应用的情况下，也可出现低血钾、低血钠等；由于代谢紊乱还可出现低血钙、高血磷等
酸碱平衡失调	当肾小球滤过率下降，可出现不同程度的代谢性酸中毒
神经系统症状	早期出现乏力、注意力不集中、记忆力减退等；严重者可出现震颤、昏迷等
消化系统	恶心、厌食为最早的症状，严重者可出现口腔中有尿味及口腔溃疡等
皮肤	皮肤失去光泽、干燥、脱屑；甚至皮肤出现尿素样物质
心血管系统	可出现心悸、气促、胸闷等
血液系统	贫血及血小板、白细胞下降，易出血等
免疫系统	抵抗力下降，易感冒等

3. 慢性肾衰的分期

表3-3　慢性肾功能不全的传统分期

分期		特点
一期	肾功能不全代偿期	GFR 50～80ml/min，血肌酐（Scr）<177μmol/L；可无明显症状
二期	肾功能不全失代偿期	GFR 50～20ml/min，Scr≥177μmol/L，<442μmol/L，可出现乏力、轻度贫血、食欲减退等全身症状
三期	肾衰竭期	GFR 20～10ml/min，Scr≥442μmol/L，<707μmol/L，出现贫血、代谢性酸中毒；钙、磷代谢紊乱；水电解质紊乱等
四期	尿毒症期	GFR <10ml/min，Scr≥707μmol/L，出现明显酸中毒症状及全身各系统症状

注：GFR表示肾小球滤过率

4. 慢性肾衰的危险因素

所有的慢性肾病都有可能发展成慢性肾衰，当中的危险因素包括：糖尿病、高血压病、自身免疫性疾病、全身性感染、过往曾患急性肾衰竭等以及年龄大于60岁者都有潜在危机。

老年人的肾功能已减退，多种原因作用下，可促使肾功能急剧恶化。这些因素如呕吐、腹泻、出血或血压波动、液体补充不足、心力衰竭、严重感染、高温、滥用利尿药物、使用肾毒性药物等。

5. 慢性肾衰的原因

慢性肾小球肾炎是慢性肾衰的常见原因；糖尿病、高血压是慢性肾衰的主要原因，共占所有慢性肾衰原因中的2/3。

表3-4　慢性肾衰常见的原因

分类	病因
原发性肾病	慢性肾小球肾炎 慢性间质性肾炎 先天性多囊肾 缺血性肾病
继发性肾病	糖尿病肾病 高血压性肾损害 乙型肝炎病毒相关性肾炎 狼疮性肾炎 高尿酸血症性肾病（痛风性肾病） 梗阻性肾病（前列腺肥大、肾结石等导致肾积液等） 药物性肾损害 肿瘤性肾损害 尿路感染 慢性心衰肾损害等

● 慢性肾衰的加重因素

早期肾脏损害往往症状不明显，甚至没有症状，常被忽视。直到患者出现严重浮肿、血尿、血压高时才就诊。所以常有肾病患者指很难说清自己从何时开始得病，得了肾病以后疾病又如何加重。

首次就诊需进行透析治疗

患者，男，48岁。血压升高十余年，在私人诊所就诊服用降压药，平时服药不规范，也未进行任何检查。数年来长期感觉倦怠，近半年来因劳累逐渐出现双下肢水肿，休息后能有所缓解而没有就诊。近来因进食补品量多，后水肿加重且不退，遂到医院就诊，检查显示血肌酐1100μmol/L，即进行血液透析治疗。现咨询可否纯中医治疗，前来就诊。

[评述] 这是一位首次正式就诊便诊断为慢性肾衰尿毒症，需要进行透析的一个案例。详细分析本例，可归纳出以下特点：

• 慢性肾病症状具有隐匿性和非特异性的特点，临床容易漏诊和误诊。患者早期没有明显的水肿等肾病常见症状，只有一些倦怠乏力、面色差，没有引起足够的重视。患者因高血压长期就诊私家诊所，从未进行尿常规等检查，长期漏诊和误诊。

• 慢性肾病诊断不难，关键需要进行必要检查，如有这方面的警惕，一般不会误诊。

患者年轻时便有高血压，需要考虑继发因素，如慢性肾炎等。倦怠乏力、面色差等症状可能是慢性肾病非特异的症状，需要详细进行分析。及时检查尿常规是发现慢性肾病最直接有效的方法。

• 慢性肾衰竭不是一朝一夕形成的。肾脏有很强大的代偿功能，早期慢性肾病临床可以没有症状，一旦病人感觉到疲劳、水肿、贫血等各种非常明显的症状时，可能已经相当严重了。

• 劳累、饮食不当等是造成慢性肾病加重的重要因素。本患者过度劳累，并进补高蛋白饮食等，均为肾功能进展的重要因素，使原本尚算稳定的病情，忽然出现严重水肿，病情加重。

• 晚期肾衰、尿毒症患者需要进行必要的替代治疗，如血液透析、腹膜透析等治疗，不可单纯使用中医药治疗，但可用中医药配合透析疗法，以提高透析效果、减少并发症等。

6. 慢性肾衰的加重因素

慢性肾衰发展过程中有许多因素可加重肾衰进展，这些因素通过正确、及时的处理，可得以纠正，使肾功能得到相应的改善，这些称为肾衰的加重因素，也称可逆因素。常见加重因素如下：

• 过度劳累：当劳倦时，病情可能忽然加重，中医认为劳倦所伤，包括劳心、劳力、房劳等。

●感染：通常包括呼吸道感染、尿路感染以及肠道感染等。

●饮食不当：中医认为饮食自倍，脾胃乃伤，脾胃为后天之本，不当饮食包括暴饮暴食、饮食不洁、进食污染食物、过量摄入高蛋白饮食或含某种元素太高，如钾、钠或嘌呤太高等都可能加重病情。

●情志所伤：中医注重情志所伤对身体的影响，如：怒伤肝，喜伤心，思伤脾，悲伤肺，恐伤肾。剧烈的情绪波动可以通过血压升高的机制加重肾损害。

●不恰当用药和停药对肾病加重有影响。多种止痛药、抗生素等都有一定的肾损害，个别中药及其制剂如关木通等制剂也会造成肾损害。过早停药造成疾病加重或复发，而药物过敏也会加重病情。

●并发症如激素的副作用，造成消化道出血等而加重肾病病情。

●手术创伤等也可能加重肾脏负担而加重病情。

●吸烟、肥胖、高脂血症、严重营养不良等泌尿道梗阻：其中以尿路结石、前列腺肥大为最常见。

●血压增高：血压升高是肾衰最常见的症状，同时也是加重肾损害的一个重要因素，尤其是持续过高的血压会影响肾功能。降压治疗可以不同程度地改善肾功能。

●脱水，细胞外液丢失：如恶心呕吐、腹泻、过度利尿以及水分摄入不足等。

●原发病进展，如狼疮性肾炎经过适当治疗，肾功能可以得以改善或逆转。

慢性肾衰的诊断

慢性肾衰的诊断并不困难，难在能否获得早期诊断。有的肾脏患者第一次就诊时已经是尿毒症晚期了，为何会出现这样的现象？主要是肾病的隐匿性，症状缺乏特异性，使得患者常有漏诊、误诊。因此提高对该病的警惕性，定期进行相关检查能有效做到早期诊断、早期治疗的目的。

1. 慢性肾衰的诊断要点

• 症状：慢性肾病史，如出现食欲不振、恶心、呕吐、头痛、倦怠、乏力或嗜睡等。

• 体征：出现不明原因的高血压、贫血等，应考虑本病的可能。进行必要的检查，一般可及时获得诊断。

• 检查：慢性肾衰程度不同，其检查结果也不尽相同。需结合病史进行判断。

患者可有不同程度的血色素下降、蛋白尿、血肌酐、血胱抑素升高等，并可出现水代谢、电解质紊乱，双肾B超检查显示双肾缩小或检查肾小球滤过率下降。

2. 慢性肾衰的鉴别诊断

慢性肾衰的临床表现与全身各系统器官的关系密切，肾功能检查有助于与其他疾病相鉴别。

对于慢性肾衰急性加重者应注意与急性肾衰相鉴别。前者多有慢性肾衰史，平时有多尿或夜尿增多，呈慢性病容，贫血严重，有尿毒症心血管系统并发症、骨病或神经病变等。双肾B超检查显示双肾缩小。

常见并发症有消化道出血、呼吸道感染、尿路感染、心衰、脑血管意外等，临床上需加以鉴别。

二、慢性肾衰的治疗

慢性肾衰的治疗策略为早期采用整体治疗，控制病情，甚至完全阻断其进展，力求达到临床稳定；中期延缓病情进展；晚期则尽量防治并发症，配合透析治疗，提高生活质量。

真武汤合五苓散治疗慢性肾衰、心衰

患者男性，52岁，2005年5月25日首诊。患者因双下肢水肿及气促4年，加重1月余就诊。证见气促不能平卧，稍微活动即感严重气促，需端坐呼吸。面色黧黑，唇紫绀，双下肢重度水肿。纳呆，腹胀。睡眠差，二便调，夜间阵发性呼吸困难。西医诊断为慢性肾衰、心衰，长期服用利尿药等，但始终气促明显，严重双下肢水肿。舌淡暗，苔薄白，脉沉。

[**诊断**] 喘证，水肿。

[**辨证**] 肾阳虚衰，水气凌心。

[**治法**] 温阳利水。

[**处方**] 真武汤合五苓散加减

白术15g，制附子（先煎）15g，干姜6g，甘草6g，猪苓18g，泽泻18g，茯苓皮45g，桂枝12g，白芍15g。水煎服，首煎加水600ml，煎取200ml；二煎取上述药渣再加水300ml，煎取200ml。所煎得2次药液，混合后，分2次服用。日服2次。

［**饮食调护**］低盐饮食，定期检查血生化指标等。

［**治疗经过**］患者服上药2剂后，觉气促有减轻，加红花10g、桃仁10g、丹参15g。嘱每周服用3剂。2005年8月18日患者已无气促，双下肢轻度水肿，面色亦不似从前暗黑，大便仍硬结，上方加麦冬15g、地黄15g。8月25日患者诸证改善，惟倦怠，大便硬结，舌暗红，苔黄腻。时口干，在上方基础上加生脉散及玉竹、沙参。3天服1剂。历时3个月，诸证明显减轻。

此后患者长期中医复诊，处方多是在上述基础加减，有时水肿稍明显，则加葶苈大枣泻肺汤加减，平均每周服中药2～3剂，一般情况尚好，能坚持上班。

［**评述**］本例是笔者于2005年以广东省中医院外派专家的身份来港短期工作时接诊的一位患者。

患者久病阳虚，肾阳衰微，阳虚水泛，则发水肿；水气上凌心肺，则气促。故治以温阳利水之法。真武汤温肾助阳，火旺土健水得归壑，凌心射肺得以蠲除，喘促自平。阳虚则血行瘀滞，故见面色晦暗，唇紫舌暗，治当配合活血化瘀。经治水退口干，阴分不足当于阳中求阴，加入生脉散益阴敛阳，刚柔相济可防燥热伤阴之弊。

后来笔者返回广东省中医院，患者继续接受香港西医治疗，西医治疗

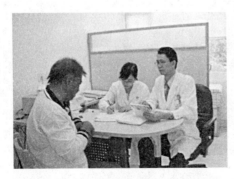

图3-1　2006年患者在广东省中医院就诊

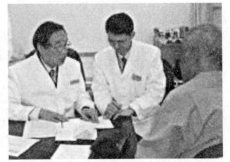

图3-2　2010年国医大师张学文教授访港时，为该患者会诊

方案基本不变，如利尿、口服抗血小板凝聚药物等。但患者水肿反复，面色黧黑，气促越来越重，再就诊中医，症状难以改善，最后患者再到广东省中医院肾病专科找笔者就诊。对患者进行详细系统检查，提示其原发病为扩张型心肌病，同时合并心衰、肾衰以及痛风、高脂血症等。

观前医所给药物也不出真武、五苓之辈，唯附子等药药量甚大，多数在60g左右，并有较大量人参（30g左右）等药。遂再按原方，给予中、小剂量附子（10~30g）长期调理，患者病情再次得到改善、稳定，此后患者约每月到广州就诊1次，直至笔者于2008年再到港行医，治法基本不变，只是药物根据具体情况稍加调整。

随访至2015年2月，患者每周服用2~3剂中药，一般情况良好，无明显气喘，双下肢轻度水肿，检查肾功能等与前无明显下降。

中医治疗方案

慢性肾衰竭治疗的最终目的是延缓病程进展，延迟进入终末期肾衰。中医治疗慢性肾病主张早期介入治疗，其具体方案根据不同疾病阶段而各有不同。

例如对于慢性肾衰早、中期（肾小球滤过率>10ml/min）可以用中医治疗；而对于慢性肾衰尿毒症期（肾小球滤过率<10ml/min）则应该以"西医治疗为主，中医治疗为辅"。具体治疗措施包括辨证治疗、辨病治疗、综合治疗等措施。

1. 辨证治疗

慢性肾衰辨证上多为本虚标实，寒热错杂。本虚包括气、血、阴、阳的虚损，分为脾肾气虚、脾肾气阴两虚、肝肾阴虚、阴阳两虚等；邪实有湿浊、水气、血瘀，可伴有湿浊化热，有时兼有外邪。临床上必须分清标本虚实，正虚邪实的轻重进行辨证治疗。

扶正治则有益气健脾补肾、温肾健脾、滋补肝肾、补肾填髓、阴阳两补等。祛邪治则有利水除湿、行气利水、通腑泻浊、活血化瘀、清热解毒等。因脾为后天之本、气血生化之源，脾阳的健运有赖于肾中元阳的温煦，而肾脏之精又需后天水谷精微的滋养，而益气滋阴之品易壅脾碍胃，因此用药时宜顾护胃气。

临床也可根据具体情况选用经方治疗。

中医名家诊治经验

张琪教授

笔者导师张琪教授认为慢性肾衰在病机上强调正虚邪实，虚实夹杂；在论治方面当抓主要矛盾，分别虚实缓急。在肾衰治疗的组方则包括辨证处方、对证处方、辨病处方、变通古方以及重视脾胃的观点。张教授认为慢性肾衰临床上以标实为主时应以降浊为主，降浊有化湿浊、泄热、解毒、活血诸法；以虚证为主时，必须以保元为主，保元主要以健脾补肾为主；如虚实夹杂、本虚标实，则以"保元降浊"为主。

脾肾亏虚湿毒瘀阻证

[主证] 面㿠白，头晕目眩，倦怠乏力，气短懒言，唇淡舌淡，腰膝酸软，腹胀呕恶，口中秽味，或舌淡紫苔厚，脉沉滑或沉缓等。

[治法] 补脾肾，泻湿浊，解毒活血法。

[方药] 补脾肾泄浊汤。

人参15g、白术15g、茯苓15g、菟丝子20g、熟地20g、淫羊藿15g、黄连10g、大黄7g、草果仁10g、法半夏15g、桃仁15g、红花15g、丹参20g、赤芍15g、甘草15g，水煎服。

2.辨病治疗

慢性肾衰除了中医辨证治疗外，中医辨病治疗包括治疗原发病、消除可逆因素以及降低血中毒素等。

早期笔者与研究团队曾探讨由大黄、丹参、女贞子、黄芪等组成的中药制剂，对慢性肾衰竭大鼠模型的药理及肾病理的影响，表明该制剂能改善实验模型的肾功能及脂质代谢，并在减轻残存肾单位的代偿性肥大，减轻肾小管、间质损害以及系膜细胞和系膜基质增生等病理损害方面，均有明显效果。

笔者导师黄春林教授是中西医结合肾病研究名家，兼通中西医结合心脏病学。导师认为应该充分发挥中医辨证治疗的优势，并倡导中医辨证基础上的辨病治疗思路。导师借鉴西医处理方法，从减少毒素来源、促进毒素排出等方面来治疗该症也取得良好效果。

• 保护残存肾单位，延缓慢性肾衰进展的治法

淫羊藿、黄芪、丹参、川芎、三七、何首乌、绞股蓝、毛冬青、刺五加、莪术、麻黄等具有降低血清尿素氮和肌酐水平、提高肾小球滤过率、保护和改善残余肾单位功能的作用。补肾及部分活血中药，如地黄、当归、黄精、何首乌、女贞子、枸杞子、菟丝子、杜仲、三七、人参、黄芪等均具有清除自由基，保护残存肾组织的作用。可在辨证基础上选用这些药物。

• 针对氮质血症用药

包括减少毒素来源及促进毒素的排除。如用大黄可抑制蛋白质分解，促进肠道排除毒素。在使用促进毒素的排出方面有口服法、灌肠法和药浴法等。

（1）口服法：长期口服大黄等中药，保持大便通畅，减少毒素在肠道吸收，促进毒素排出。以每日0.75～3g为宜，水煎剂以每日15～20g为佳，病者服药后通常便质溏软，大便次数保持在每天2～4次，若大便次数过多，而且腹痛者，则应该将大黄的剂量稍为减少。为防止大黄的虚虚之弊，可在辨证用药的基础上适当配合使用大黄。

（2）灌肠法：此法主要促进尿毒素通过肠道排出体外。适用于早期或中期慢性肾衰竭患者、邪实明显而正虚较轻的患者。

药物有大黄30g，蒲公英30g，益母草30g，牡蛎30g。如阳虚较明显可加用熟附子20g；如兼有便血加用地榆20g，槐花15g，棕榈碳15g以凉血止血；腹胀明显，可加用大腹皮20g，加水600ml，煎煮至200ml保留灌肠。一般每日1~2次。灌肠前嘱患者先排便，使用的肛管要细，液量要少，压力要低，使药物保留在体内的时间延长，增强疗效。

并非所有肾衰患者都适合灌肠，如合并痔疮出血、腹泻、肠道病变以及心功能差不能耐受者均暂时不宜灌肠；治疗操作也有一定的风险，需要有经验的专业人士才可实施。

（3）药浴法：此为中医"开鬼门"的方法，通过排汗促进毒素从皮肤排出，另通过药浴改善血流。适宜肾衰水肿用利尿剂无效，而又不能进行透析治疗的患者，及部分透析病人皮肤瘙痒者。但是血压明显升高者不宜使用药浴。临床应避免应用此法于合并严重的心脑血管、肝脏和造血系统原发性疾病患者以及精神病患者。药物包括橘子叶、生姜、柚子皮等。先将药液煮开后，加入适量温水于浴缸中，调节水温（38~40℃），全身浸浴约30分钟左右，达到出汗的目的。根据情况每日或每3天1次，半个月为一疗程。注意此浸浴法需要在专科医生指导下进行。

3. 综合疗法

中医学认为，人体是统一的有机整体，机体代谢产物的排除也是整体功能作用的结果。当肾衰竭时，从尿中排出的毒素减少，但仍能通过皮肤、肠道、呼吸等排出一定量的水分及代谢产物。

慢性肾衰病情复杂，涉及多个脏腑，一方一药难以解决如此复杂的病机，因此临床主张多方位的整体治疗思路。

常采用的中医综合疗法包括口服中药汤剂或制剂、保留灌肠、中药敷贴肾区、静脉滴注或药浴浸泡。而在综合疗法处理中留意进行优质低蛋白饮食和对症处理亦较为重要。

4. 对症治疗

（1）皮肤瘙痒：慢性肾衰由于毒素排除障碍，血中毒素外泄可以导致皮肤瘙痒；已经进行透析治疗的患者皮肤瘙痒也十分多见，其主要原因与血中毒素升高、继发性甲状旁腺功能亢进以及长期进行血液透析者血中中分子物质增多等因素有关。

中医认为慢性肾衰并发皮肤瘙痒多属血虚生风、湿毒浸淫。治法为养血疏风、渗湿止痒，方取四物汤加减治疗，常用药物有当归、川芎、生地黄、白芍、赤芍、地肤子、白鲜皮、川萆薢、苦参、苍术、土茯苓、防风、徐长卿等。

还可用下方煎水2500ml，进行外洗，如能浸浴则更好。常用的外洗方为蛇床子30g，明矾30g，苦参20g，白鲜皮20g，地肤子25g。

但采用浸浴时需要注意心血管功能情况，凡严重高血压未获得控制，心功能差等情况不可采用。

（2）调理脾胃：脾为后天之本、气血生化之源，脾阳的健运有赖于肾中元阳的温煦，而肾脏之精又需后天水谷精微的滋养，而益气滋阴之品易壅脾碍胃，因此用药时宜顾护胃气。中医认为，五脏六腑皆禀气于脾胃，脾胃一虚，诸脏皆无生气，对于饮食不进的患者，宜先以中药调理脾胃。

调理脾胃的目的在于使患者饮食增进，从而增加营养的摄入量，提高患者的抗病能力。

慢性肾衰患者需要服用多种药物，保护胃气也可减轻其他众多的药物对胃肠道的负担，及防止尿毒症所致的消化性溃疡等。尤其是对于一般状态差、合并营养不良、胃肠功能紊乱者，务必使其食欲改善，方能加强营养。

调理脾胃常用香砂六君子汤、参苓白术散等。

在调理脾胃过程中还要注意饮食疗法的重要性，久病胃气已虚，应注意发挥食疗的作用。

（3）肾性贫血：贫血是许多疾病的一个临床表现。由各种慢性肾病所导致的贫血，称为肾性贫血。不同时期的慢性肾病均可并发不同程度的贫血，贫血的程度与肾小球滤过率密切相关，其主要原因与促红细胞生成素不足有关。

如果贫血的程度与肾功能下降的程度不一致，则需考虑是否合并了其他疾病。如轻度肾衰的患者出现了重度贫血，常需要考虑是否合并多发性骨髓瘤等。

肾性贫血属中医"虚劳"和"血虚证"等范畴。肾精气亏虚，精不化气生血，而致气血两虚，肾阳不温脾阳，脾阳不足，化生水谷精微乏力，运化功能失常而致气血亏虚。中医补脾益肾之法，在改善肾贫血有一定的效果。

• 肾元亏虚，精血不生：症见面色无华，头晕耳鸣，健忘，腰膝酸软，少气乏力。舌淡，苔白，脉细弱。治以益肾填精，生髓养血。处方以河车大造丸加减，常用药包括紫河车、熟地、龟板、人参、当归、茯苓、山茱萸、枸杞子、杜仲、砂仁等。

• 脾胃虚弱，生化乏源：症见倦怠，少气乏力，纳呆，便溏。舌淡，苔白，脉细。治以健脾益气，养血补血。处方以补中益气汤加减，常用药包括人参、茯苓、白术、当归、黄芪、大枣、木香等。

中药药理研究表明：黄芪、人参、西洋参、党参、白术、鹿茸、鹿角胶、阿胶、紫河车、当归、地黄、枸杞子、巴戟天、淫羊藿等有刺激造血系统、增加红细胞及血红蛋白的作用。鹿茸、鹿角胶、阿胶、枸杞子、党参、鸡血藤、白花蛇舌草等中药有增加网织红细胞的作用。临床可在辨证基础上适当选用这些药物。

中医治疗能代替透析吗

患者，女性，68岁。2013年7月24日首诊。

简要病史：患者肾结石病史30多年，高血压病10多年。2～3年前开始出现肾功能下降。目前经常出现血压明显升高。检查显示双侧肾功能剩余10%左右，血钾5.5mmol/L，血肌酐569μmol/L。西医建议透析治疗。

[评述] 慢性肾衰是否可以采用中医治疗？回答是肯定的。但，如果病人病情发展到需要透析治疗了，中医药治疗不可代替透析疗法。

由于肾衰竭是一种进展性疾病，如果早期失去良好的治疗，病情则会不断进展。到了晚期，血肌酐会进一步升高，如血肌酐升高到一定程度，且临床出现更多的症状，这时单纯使用中医中药不足以改善病情。如果血肌酐严重升高，如上升至707μmol/L，且有水肿、气促、严重贫血等，一般情况下需及时透析治疗。患者需要透析治疗，是因为病情需要，并非透析后会产生依赖。

在透析后，患者如有不适，仍可配合中医治疗，更好地改善症状。至于有的西医认为患者不能看中医；有的中医认为患者不能看西医，都是错误的，其原因是多方面的，其中与知识上的缺陷及认识上的偏见有关。

西医治疗方案

1. 基础治疗

如果出现肾功能受损而导致肾衰竭，在肾衰早期治疗的目的，主要是延缓慢性肾衰的进展、缓解症状、降低血中毒素、防治并发症与合并症等，其主要内容包括以下几方面。

●治疗原发病

积极控制肾脏基础病变和病因。对于原发性肾病，如慢性肾炎等所导致的肾衰，首先需要控制蛋白尿，采取的措施包括适当的免疫治疗及血管转换酶抑制剂等治疗。对于继发性肾病，治疗过程中需要对原发性疾病进行积极治疗，如狼疮、糖尿病、高尿酸等。如果体重超标，需要控制体重。有效地控制原发病，如狼疮能在一定程度逆转肾功能。

●控制并发症

在并发症方面主要包括血压的控制等。肾病会引起一些并发症，如贫血和骨病。可用促红细胞生成素（EPO）和铁剂来治疗贫血，并限制进食高磷食品，若进食时需服用一种称为磷结合剂的药物及活性维生素D_3等。营养不良、继发性甲旁亢等治疗。

●治疗合并症

在合并症方面包括感染、检查并治疗高尿酸血症、高脂血症、高血压等。控制其他相关疾病如合并糖尿病、高血压、高尿酸血症等，这些疾病都会加重肾脏损害。因此在肾病的治疗过程中需同时治疗这些疾病。

尤其慢性肾衰合并心脏疾病时更要特别注意，因为肾病患者患心脏病的危险性也会增加。控制糖尿病和高血压对预防心脏疾病也很重要。另外，贫血、高脂血症等都会引起心脏损伤。积极治疗贫血、降低血脂、规律运动、戒烟以及药物治疗，对防治心血管合并症有重要意义。

●消除恶化的因素

避免或消除使肾功能急剧恶化的危险因素如脱水、电解质紊乱、休克、血容量不足、严重高血压、严重感染、心衰、尿路梗阻等。在使用药物治疗中，需要避免服用肾损害药物，以免造成药物性肾损害。

●饮食疗法

合理的饮食对延缓慢性肾衰的进展十分重要，主要是采取优质低蛋白饮食，配合氨基酸疗法。

何时需要进行腹膜透析置管及透析治疗

患者，男性，18岁。2014年1月3日首诊。

简要病史：患有先天性肾病，伴有智力发育障碍，生活不能自理。3年来逐渐出现肾衰竭，长期就诊西医，于2013年11月血肌酐升高达到690mmol/L，血磷2.0mmol/L以上。西医要求进行腹膜透析治疗，但家属未同意，而寻求中医治疗。刻下（即当时症状）：消瘦，面色不华，智力障碍，不能配合。纳食可，大便干结，小便泡沫多，尿量正常。唇红，舌淡暗，苔薄黄，舌根黄，脉沉细。无水肿。身高158cm，体重37kg。

[**诊断**] 虚劳、肾衰。

[**辨证**] 脾肾亏虚，湿浊瘀阻，阴虚湿热。

[**治疗**] 健脾补肾，化湿降浊，养阴清热，活血通络。

左归丸12g，大黄12g，土茯苓15g，金银花12g，黄芩15g，麦冬15g。

配颗粒中药，每剂分2天服用，每周服用6天，每天服1次。嘱优质低蛋白、低盐饮食，适当饮水，避免劳累。

[**治疗经过**] 患者开始时每周复诊一次，病情稳定，大便调。一个月后检查血肌酐下降至588mmol/L。

为准备透析治疗，患者于2014年2月底进行了腹膜透析植管手术。但术后伤口并发感染，又由于营养差难以愈合。为防止感染进展，医院遂拔除透析管，暂不进行透析。

2014年5月7日，再次进行腹膜透析置管术成功，但仍未进行腹膜透析治疗。于是坚持中医治疗，血肌酐值基本平稳，于2015年1月29日检查血肌酐指数682µmol/L，血钾正常。患者一般情况良好，无水肿，纳食正常，病情稳定。

最近一次于2016年3月17日第64诊，检查血肌酐587µmol/L。血磷稍微升高：1.51mmol/L。腹透管已经放置两年多，导管口皮肤无特殊。无须透析。

［评述］慢性肾衰患者的透析时期，可参考血肌酐指数。一般血肌酐在707mmol/L以上时，要考虑及时进行透析治疗。但血肌酐指数不是透析的绝对标准，还需参考临床症状，如出现水肿、气喘、尿少等，则需及时透析。另外，如低体重或严重营养不良者，血肌酐指数更不能完全反映病情，应及早透析。

患者目前无明显水肿、气喘、尿少等症状，但血肌酐仍较高，已达透析指标，应考虑进行透析治疗，但可择期透析，而非紧急透析。在此过程中可以配合中医治疗，以缓解病情。

中医治疗慢性肾衰有一定疗效，可延缓肾衰进展，推迟透析时期。

对于需进行腹膜透析治疗的患者，一般建议提前进行腹膜透析置管术，以备因病情变化而需紧急透析之用。

2. 替代治疗

慢性肾衰如肌酐明显升高，或出现严重的尿毒症临床表现，经中医及西医进行保守治疗后均不能缓解时，应考虑进行替代治疗。替代疗法主要包括：维持性血液透析、腹膜透析以及肾移植。

●透析指征

什么时候需要进行透析治疗，并无绝对标准，但一般来说早期透析、充分透析对肾衰晚期患者的长期生存，以及生活质量等方面均有重要意义。目前多主张内生肌酐清除率为10ml/min左右，即可开始透析治疗。一般来说，使用饮食疗法、药物治疗等无效，肾衰竭继续发展，每日尿量少于1000ml者，参考以下指标可进行透析治疗：

• 尿素氮（urea，blood urea nitrogen）≥28.6mmol/L；

• 血肌酐（creatinine）≥707.2mmol/L；

• 有明显的尿毒症症状及水钠潴留（如浮肿、血压升高、高容量性心力衰竭的征兆）；

• 并发贫血（红细胞压积<15%）、心包炎、高血压、消化道出血、骨病、尿毒症脑病等。

上述只是参考指标，患者的具体情况亦十分重要。不同的原发病有所区别，如糖尿病肾病的患者要求更早进行透析。

如果患者存在比较严重的临床症状，如十分疲倦、胃口差，特别对于长期营养不良、严重消瘦的患者，有时虽然血肌酐不是很高，但肾功能已经很差，也需要考虑及早进行透析治疗。

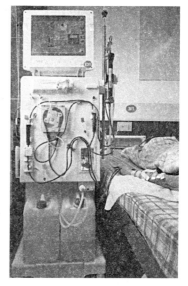

图3-3　血液透析机

• 紧急透析指征

慢性肾衰如果病情急剧恶化，会出现严重气喘、水肿、少尿甚至无尿等。在这些情况下，不可单纯以中医治疗，必须进行透析治疗，待病情稳定再考虑配合中医治疗。以下为紧急透析的指征：

• 高钾血症，血钾≥6.5mmol/L；

• 代谢性酸中毒，二氧化碳结合力≤10mmol/L；

• 急性肺水肿、左心衰。

• 血液透析

血液透析是利用半透膜原理，将患者血液与透析液同时引进透析器，在透析膜两侧呈反方向流动，借助膜两侧的溶质梯度、渗透梯度和水压梯度，通过扩散、对流、吸附清除毒素；通过超滤和渗透清除体内潴留过多的水分；同时可补充需要的物质，纠正电解质和酸碱平衡紊乱。

进行血液透析并无绝对的禁忌证，年龄大不是透析的绝对禁忌。但由于透析技术本身的局限及可能产生的副作用，在以下某些情况下是暂时不适宜透析的。但当状态改善后，有可能再适宜进行透析。

表3-5　血液透析的相对禁忌证

· 休克或收缩压<80mmHg
· 明显出血倾向
· 重度心功能不全
· 严重心律失常
· 新近完成大手术
· 恶性肿瘤晚期

● 血液透析的优缺点

血液透析为临床常用治法，无绝对的禁忌证。若休克状况未纠正、心脏扩大、重度心衰、重度高血压、严重出血、颅内出血以及高龄者，则应慎重考虑。

血液透析清除水分、小分子物质的效果明显，可快速缓解尿毒症的紧急并发症，可长期操作并可作为肾移植前的准备。但由于它对中分子物质的清除效果不佳，长期血液透析常造成中分子物质在体内蓄积，导致进一步症状的出现，如体腔积液加重、贫血不能纠正、继发性淀粉样变等。同时对存在有严重高血压、心脑血管病、糖尿病晚期血管状况差、血管造瘘艰难、严重出血倾向等情况的患者，不适宜进行血液透析。另外，血液透析对保存残余肾功能效果差。

近年来，家居夜间血液透析逐渐成为血液透析的一种治疗方法。家居夜间血液透析者，在临睡前可自行操作血液透析机，在睡眠中进行血液透析治疗，自行结束疗程。一般隔晚进行，每次透析时间6～8小时。

与传统的透析方法比较，家居夜间血液透析的时间较长，有可能使血液中的尿毒素水平降低，减少其对身体组织器官的进一步损害。对于改善贫血、逆转左室重塑、改善营养状态等都有较大的优势。但同时亦存在一定风险，比如肝素用量增加，会活化破骨细胞，引起骨骼脱钙，增加骨折风险。产生生物不兼容性的风险也会增加，医疗费用也较高。

表3-6　夜间血液透析与传统血液透析的比较

透析方式	传统日间血液透析	家居夜间腹膜透析
时间	每周2～3次，每次4～5小时	隔晚1次，每晚6～8小时
操作	护士	患者或家人
地点	医院或透析中心	家居
疗程的自由度	按医院或透析中心安排	患者自行安排
饮食	限制	限制较少
放置透析设备及用品	不需要	需要

表3-7　血液透析常见的并发症

急性并发症	慢性并发症
失衡综合征	高血压
低血压	左心功能不全、心包炎、冠脉疾病
低氧血症	肺水肿、胸腔积液
心律失常	贫血
心包填塞	继发性甲旁亢与肾性骨病
溶血	泌尿生殖系统疾病
空气栓塞	神经系统疾病
脑出血	皮肤瘙痒
硬膜下血肿	消化道疾病、肠缺血、肠梗死、肝脏疾病以及透析相关性腹水

腹膜透析

腹膜透析是利用患者腹膜的半渗透膜特性，向腹腔灌入一定剂量的生理性腹膜透析液，清除体内过多的代谢废物和水分，纠正电解质和酸碱失衡，维持机体内环境稳定。

腹膜透析治疗的过程比较平缓，心脏负担比较轻，而且腹膜透析对中分子物质的清除效果优于血液透析，有利于纠正贫血，故适于同时并发严重高血压、心脑血管病、糖尿病晚期、血管状况差等患者。腹膜透析在保存残余肾功能方面具有良好作用，腹膜透析交叉感染低，令患者有较高的生活质量。

表3-8　腹膜透析患者每天需要观察的内容

日期：　　　体重：　　　体温：　　　脉搏：　　　血压：

次数	浓度%	入水量	入水时间	出水时间	出水量	结余	出水清浊度
1							
2							
3							
4							

腹膜透析对水分及小分子物质的清除效果较血液透析差，不适宜作急症的处理。长期腹膜透析的缺点是可导致腹膜硬化，使透析效果下降。

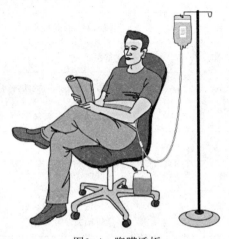

图3-4　腹膜透析

• 腹膜透析禁忌证

尽管腹膜透析的生物稳定性比血液透析高，但在以下情况下也不适宜进行腹膜透析。

表3-9　腹膜透析的禁忌证

禁忌证	相对禁忌证
慢性或反复发作性腹腔感染，或肿瘤在腹膜内广泛转移或扩散，导致患者腹膜广泛纤维化、粘连	疝气（俗称小肠气）、新近的腹腔手术、腹部有外科引流管或新近伤口以及出血倾向等
胸腹腔相通	全身血管性疾病，如多发性血管炎综合征、全身性硬皮病、严重的动脉硬化症等
严重慢性阻塞性肺病	腹部容积减少，如妊娠、有肿瘤或多囊肾
	不能摄取足够的蛋白质和热量者
	腹压增加、严重肥胖。重度肥胖者皮下组织厚，植入透析管相当困难，透析液易渗漏
严重皮肤病、腹壁广泛感染或大面积烧伤	肠或尿路造瘘术，这两种状况会增加腹膜感染的危险性，应避免腹膜透析
硬化性腹膜炎	严重椎间盘疾病
炎症性或缺血性肠病或反复发作的憩室炎、肠梗阻	不能自我操控者，如患有精神病

表3-10　腹膜透析常见并发症

并发症	原因与症状
腹膜炎	大部分感染来自透析管道附近皮肤的出口处，临床表现为腹痛、寒战、发热、腹部压痛、反跳痛、透析液混浊等
引流不畅或堵塞	腹膜透析管移位、受压或扭曲、纤维蛋白堵塞、大网膜的包裹等
腹痛	透析液的温度或酸碱度不当或浓度过高、透析液流入或流出的速度过快、腹膜炎等
导管口发炎	体质差、导管口局部受损，年轻患者体力劳动较多，伤口容易摩擦受损，或因卫生原因引致感染。腹膜透析管出口要尽量避免在腰围附近，以免容易受磨损

续表

并发症	原因与症状
腹水过多	腹腔内水过多，或出现肺水肿
其他	如腹膜透析超滤过多引起的脱水、低血压、腹腔出血；腹膜透析管滑脱；慢性并发症引起的肠粘连、腹膜后硬化等

腹膜透析治疗晚期慢性肾衰的效果值得肯定，但不是一劳永逸的。在疾病的发展过程中，一些患者可能需要退出，不再适合继续进行腹膜透析治疗。

表3-11　停止腹膜透析治疗的指征

·透析不充分，溶质清除不足或超滤不充分
·严重的腹膜功能障碍或衰竭
·真菌性、结核性和难治性腹膜炎等
·成功肾移植术后或各种原因导致患者选择停止此治疗方法
·接受长期血液透析治疗者

如何选择血液透析和腹膜透析

一般来说年龄在60岁以下，无明显心脑血管并发症、无明显出血倾向、拟行肾移植的患者，可考虑行血液透析治疗。对于年龄较大、心功能较差、合并糖尿病、严重高血压的患者则适合选择腹膜透析。

由于每名患者病情的个体差异、生活条件以及生活理念不同，需要医生与患者详细交流后，选择一种最适合的方式治疗。

表3-12　血液透析与腹膜透析的优先选择

优先考虑腹膜透析	优先考虑血液透析
·血管条件不佳或反复血管造瘘失败	合并慢性阻塞性肺病，且反复出现肺部感染或肺部感染难以痊愈者
·凝血功能障碍伴有明显出血或出血倾向	胃口差及严重营养不良者

续表

优先考虑腹膜透析	优先考虑血液透析
· 残余肾功能较好	居家条件太差，无良好卫生环境
· 偏好居家治疗，白天需要工作	腹腔新近手术者
· 居住地远离医院	自理能力太差者
· 有糖尿病肾病导致的肾衰	多囊肾严重肾肿大，腹腔容积过小者

表3-13　血液透析与腹膜透析的优缺点比较

	优点	缺点
血液透析	· 对分子量较小的物质如尿素，其清除率较高，能快速使血生化恢复正常，减轻尿毒症症状 · 透析过程在医院由医生、护士监控 · 每周透析至少3次，每次4~6小时，其余时间比较自由	· 设备昂贵，操作技术要求高 · 一般需到透析中心进行 · 透析时血流动力学变化大，对有心血管严重疾病者不宜 · 血管条件要求高，糖尿病及年龄太大或太小建立血液通路有困难者或不适合使用肝素者均难以进行血液透析 · 易发生透析失衡综合征，如出现疲倦、嗜睡、无力、呕吐、肌肉抽搐等现象 · 需要限制饮水、饮食
腹膜透析	· 对中分子物质的清除较血液透析佳 · 对贫血及神经病变的改善较血液透析佳 · 操作简单，不需要特殊设备 · 不需要全身应用抗凝血药，适用于有出血倾向的透析患者 · 无体外循环，无血流动力学改变，透析过程平稳 · 无透析器和透析管路，不易传染肝炎等血液传染病 · 较能保护残余肾功能，改善透析患者的生活质量，提高生存期 · 对饮食的限制较少 · 不需动静脉瘘，适合于血管条件差者，也免除穿刺痛苦	· 腹部必须有永久性的导管，需防止感染，游泳受到限制 · 透析治疗成为每天的生活习惯 · 会有腹腔感染、腹膜炎的可能 · 体重和血中甘油三酯会增加 · 可造成蛋白质流失 · 需有人协助治疗，对于自理能力差的独居者一般不宜采用

血液透析与腹膜透析可配合进行

很多患者朋友咨询，究竟应该血液透析还是腹膜透析？选择了腹膜透析，为何有时又要做血液透析？

其实，血液透析和腹膜透各有千秋，两者不是对立的，而是可以互补的。在疾病发展过程中，由于病情的发展、并发症的发生等原因，有时需要进行临时调整。目的是根据病情以最大程度减少透析带来的并发症，提高治疗效果及提高生活质量。

血液透析、腹膜透析同时进行

某患者，女性，65岁，因长期高血压引起慢性肾衰竭，需要进行透析治疗。患者首先进行腹膜透析，但在进行期间她经常因肺部感染入院，在首年的透析过程中平均每月患肺炎1次，且患者食欲差。另因透析不充分，患者常处于水肿状态。后来经过分析，建议患者改为血液透析，治疗后胃纳改善，体质转好，在1年的血液透析治疗过程中无肺炎发生，生活质量提高。后来患者患急性心肌梗死，不适宜进行血液透析，再临时改为腹膜透析。

[评述] 血液透析和腹膜透析均可作为晚期慢性肾衰的抢救治疗，但各自有其优缺点，主要根据病情和患者的具体情况选用。

患者进行腹膜透析，食欲差，营养状态不佳，还因透析液入腹引起膈肌上抬，影响肺功能，导致肺部感染常发生，另透析不充分，患者明显水肿。此时改为血液透析取得较好效果，但后来患者出现心梗时，血液透析则有引起较大血液动力学改变的副作用，不利于心肌梗死的抢救和治疗，再临时改为腹膜透析，为患者赢得了抢救急性心肌梗死的治疗时间，最后患者转危为安。

因此可见，腹膜透析与血液透析可以互相补充。主要按患者病情的差异决定。所以，选择适宜的治疗方案，还要经过医生与患者详细交流后才决定。

中药配合替代治疗

对于采用中医综合疗法仍然不能控制病情的慢性肾衰患者，必须进行血液透析或腹膜透析治疗，如有条件者可建议进行肾移植配合使用中药治疗，改善生存质量。

透析能有效地解决慢性肾衰尿毒症患者的毒素和水钠潴留等问题，但由于透析的非生理性，透析过程或之后均可能产生各种并发症。

高血压、糖尿病、低蛋白血症以及透析不充分等，均是老年透析患者死亡的独立危险因素。透析患者常并发不同程度的营养不良，营养不良是透析患者不能长期存活的主要原因之一，因营养不良导致机体免疫功能低下，频发感染，而感染亦是透析患者死亡的重要原因。

治疗这些并发症需要根据具体原因，如透析不充分，可以加强合理透析来改善。有些并发症则可配合中医药治疗，如血液透析后出现透析失衡综合征、贫血、血液高凝状态、痉挛性疼痛以及瘙痒等并发症及腹膜透析后出现低蛋白血症、食欲不振、腹痛、腹胀、腹泻、皮肤瘙痒、骨痛等并发症均可以考虑采用中医药治疗。

表3-14　慢性肾衰血液透析常见并发症的中医治疗

并发症	症状	病机	方药
透析营养不良	倦怠乏力、纳呆、面色无华。舌淡、苔薄白、脉细弱	脾气亏虚	八珍汤、香砂六君子汤加减
便秘	便秘或透析不充分	湿浊内阻	口服大黄及大黄制剂
皮肤瘙痒	皮肤瘙痒、脱屑、肌肤甲错	血虚生风、湿毒浸淫	四物汤加味，常用药物为当归、川芎、生地黄、赤芍、地肤子、白鲜皮、川草薢、苦参、苍术、土茯苓、防风、徐长卿等

续表

并发症	症状	病机	方药
透析骨痛	肌无力、酸痛以及骨痛，特别以持续骨痛为主	肝肾不足，瘀血内阻	补肝肾、强筋骨、活血化瘀。常用药物为杜仲、续断、枸杞子、牛膝、龟甲、山茱萸、丹参等
肾性贫血	倦怠乏力，面色无华	健脾补肾	黄芪、党参、丹参、淫羊藿、何首乌、枸杞子、白术、当归、大黄等

如有口渴，可含服西洋参；如食欲差，可配合服用健脾消食药物，如：香砂六君子汤加麦芽、鸡内金等。

肾移植

肾移植是把一个健康的肾脏，植入患者右下腹的髂窝内。因为右侧髂窝的血管较浅，手术时容易与新肾脏血管接驳。一般多选择髂内动脉进行吻合，如果右髂内动脉管腔内出现动脉硬化、管腔狭小，术后恐血流量不足，亦可以与患者髂外动脉吻合。血管吻合后，放开全部阻断血管的血管钳，待新的肾脏供血良好，便逐层缝合腹壁，完成手术。

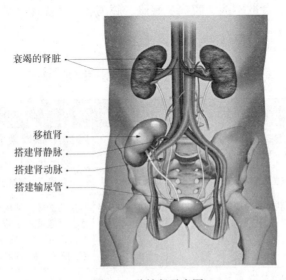

衰竭的肾脏

移植肾
搭建肾静脉
搭建肾动脉
搭建输尿管

图3-5 移植肾示意图

　　肾移植是非常复杂的手术，患者大多非常虚弱，术中要经受外科手术的创伤，术后还必须使用大剂量的皮质激素和免疫抑制剂等，因此术前准备显得非常重要，术前准备的好坏亦直接影响术后恢复和移植肾的存活。

　　患者首先要了解肾移植的基本知识，做好移植前的各项准备工作，包括术前充分透析、纠正贫血、改善低蛋白血症以及进行组织配型等。

　　慢性肾衰需要进行维持性透析治疗的患者，一般要求年龄<60岁，无活动性感染，心、肺、肝等重要器官无明显损害，全身情况能忍受普通手术者，均可考虑进行肾移植治疗。

表3-15　进行肾移植手术的常见影响因素

·整体健康情况
·心血管疾病情况
·癌症病史
·心理因素
·过度肥胖
·肝病情况

　　移植方式有两种，活体移植和尸体移植。

　　肾移植并非接上新肾换掉旧肾，目前的肾移植手术仅需完成健康肾植入腹腔的程序，不主张移植前先作原有的双肾切除，除非十分必要。

　　所谓必要，是指原有的肾病继续存在，会直接危害患者健康。如严重的肾结核病灶存在，还会向各处扩散；又如多发性铸型结石的存在，伴发顽固的细菌感染，容易引发败血症、肾盂积脓、肾周脓肿等危及生命的并发症；此外，还有肾脏肿瘤、巨大的多囊肾、大量的血尿等情况，也考虑先作肾切除，复原后再做肾移植。

　　肾移植相对其他肾替代疗法，其生存质量比较高。但是移植后需要服用抗排斥药物，及耐受抗排斥药的副作用。移植肾也可能因排斥反应而失去功能。因此每一位肾衰患者应该根据具体情况选择最适合的治疗方式。

表3-16 肾移植的优缺点

优点	·延长寿命
	·无须再进行透析治疗
	·有较正常的生活方式，生活质量提高
	·饮食少受控制
缺点	·服用抗排斥药，抗排斥药可能有副作用
	·感染的可能性增加
	·某些癌症可能性增加
	·新肾排斥、移植失败

总体来说，移植成功率比较高，长期成功的例子与年龄无明确关系。平均移植肾存活时间在10年以上，活体移植比尸体移植的患者存活时间更长。当移植肾出现排斥，肾衰竭病人可以再进行透析治疗，如条件允许仍可再考虑移植手术。

表3-17 常见的肾移植排斥症状

·尿量减少

·水肿

·移植区域出现疼痛

·发热

·倦怠、乏力

·血肌酐水平升高

移植后的患者，在日常生活中要注意休息与合理运动，在饮食、作息、防护等方面都有特殊的注意事项。

表3-18 肾移植患者的生活建议

·避免进行剧烈运动，以免移植区受到撞击，令肾受损

·有些抗排斥药会使皮肤易受损，应避免长时间日晒

·常洗手，预防感染

·因长期服用抗排斥药，患者抵抗力低下，应避免进食生肉、生鱼类等，以免细菌感染

・如有咽痛、发热、异常出血等症状，应及时就诊

・避免服用无关紧要的保健品

・避免进食杨桃，如服用环孢素或他克莫司等药，更应避免进食柚子

● 移植后的中医治疗

目前没有任何一种中药能够抑制移植后的免疫反应，因此抗免疫治疗须用西药治疗，无须使用中药。但移植后患者伴随的一些并发症或合并症，就可考虑使用中医药疗法。

如：对肾移植后出现气血亏虚、气阴两虚、瘀血阻滞等证，叶任高教授的经验建议以益气养血、益气补肾以及活血化瘀通络法治疗。处方可分别选用：补中益气汤合当归补血汤，补阳还五汤加减治疗。

3. 整体排毒疗法

由于各种原因，对于不能使用替代疗法，或不愿意进行替代治疗的慢性肾衰患者，可采用中医整体排毒的舒缓方法治疗。在治疗期间，患者的生命质量应该放在首位。

笔者早期研究团队曾以保元降浊八法，配合中药灌肠及饮食疗法等中医整体排毒疗法等，对不接受维持性透析的终末期肾衰患者进行治疗观察，结果表明，中医整体排毒疗法具有改善终末期肾衰患者的临床症状，稳定血肌酐、尿素氮、血红蛋白、血清蛋白等作用，对维持终末期患者的生存率有一定疗效。

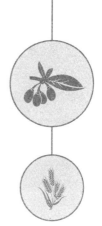

第 四 部 分

慢性肾病预防与
调养指导

一、慢性肾病的预防

　　大部分慢性肾病患者可以维持正常的工作和生活方式，但应该注意在日常生活中尽量避免可能加重肾损伤的因素，比如过度劳累、饮食不节、感染、服用肾损害药物等。

　　中医的健康养生理念可以借鉴慢性肾病的防治，以延缓其进展。中医健康养生理念包括顺应自然、慎起居、适寒温、调情志、节饮食、劳逸结合等一系列养生原则。

慢性肾病的三级预防与中医治未病原则

一级预防

　　即中医的"未病先防"。

　　中医强调良好的生活习惯，避免饮食所伤及暴饮暴食，过食肥甘厚味等容易造成高尿酸血症、高脂血症等，这些都是形成或加重肾病的重要因素。避免外感六淫，以免感染诱发肾病。

　　•增强体质、避免外邪侵袭导致肾损害。

　　•积极干预可能产生肾病的原发性疾病，如高血压、糖尿病、高尿酸血症等，阻断其发生肾病的可能。

　　•患者体检发现一些指标异常或处于临界值时，强调合理饮食、适当运动以及必要的药物干预等。

　　常规体检对慢性肾病有很重要意义。常规检查常包括血常规、尿常规、血脂、血压等。因为许多慢性肾病是由其他疾病演变而成的，故对一些可能导致或加重慢性肾病的疾病，及时进行防治是预防的重要环节。

如出现夜尿多、腰部不适或有酸胀感，尤其早晨起床后出现眼睑水肿及排尿异常等症状，要立即进行尿液等检查，对身体上出现的任何不正常情况，都必须检查并分析原因。

多种慢性肾病都有一个隐匿的过程，早期不一定有明显的临床症状，成人定期体检十分重要。体检时发现蛋白尿、血尿或高血压等常常是慢性肾病的诊断线索。

二级预防

即中医的"既病防变"。

此部分包括有病早治，防止疾病不断进展，以防止并发症出现。早期诊断、早期治疗对防止疾病的发展与衍变有重要意义。

例如：肾病综合征发生后，随着病情逐步加重，可能出现高凝血症，甚至血栓形成等并发症。对此，应该及早使用抗凝治疗，或中医及早使用活血化瘀治疗。

慢性肾衰后亦容易发生胃肠道疾病，有的甚至造成消化道出血，因此及时对此进行防范，能有效防止这些并发症的发生。另外，肾衰一旦出现，就难以避免地进一步发展，甚至发展至尿毒症。有的病人发展得较快，有的发展则较慢。如果治疗得当、调理良好，有的甚至可以达到长期稳定并无明显的并发症。

三级预防

即中医的"瘥后防复"。

瘥后防复是指当疾病的各种症状刚刚消退，处于恢复期，但正气未得复原，为防止因调养不当，导致旧病复发或出现并发症，而事先采取的防治措施。

许多肾病有复发的倾向，如系统性红斑狼疮常常因劳累、饮食不节、药物等诱发；原发性肾病综合征则易为感染所诱发，因此临床需避免这些造成疾病复发的情况。

延缓慢性肾病的进展

• 预防外感。包括一般感染、流感等。避免感染，如果有结核或其他细菌感染，都会降低患者的抵抗力和促进肾病进展。防止蚊虫叮咬。化脓性扁桃体炎、皮肤化脓感染等疾病也有可能诱发肾炎。流感流行季节，尽量不去公共场所，平时需戴上口罩，必要时可服用预防流感的中药。平日进行合理运动，如八段锦、散步等，以提高抵抗力。避风寒，适寒温，及时添减衣物，保持体温。另外还要注意营养平衡。病情稳定时可服用中药玉屏风散等益气固表。

• 合理控制高血压，高血压对肾脏有很大冲击，特别是在肾脏已经有部分结构或功能损伤时，高血压会加重肾病变。已有肾病变或肾脏功能不佳的患者，有效控制血压在合适的范围是非常重要的。

• 积极治疗蛋白尿，大量的蛋白尿可以加重及促进肾小球硬化，导致肾小管间质病变，加重肾功能的恶化。蛋白尿在任何肾病过程中都是肾衰进展的一个重要因素。

• 治疗高脂血症、高甘油三酯血症或高胆固醇血症等疾病，都可以延缓肾脏疾病的进展。

• 积极治疗可能导致慢性肾病的基础疾病如：慢性乙型肝炎、系统性红斑狼疮、痛风等。微血管病变是糖尿病患者的主要合并症，控制血糖对预防糖尿病肾病的发生及发展有重要意义。

• 控制血尿酸，它是慢性肾病进展的独立因素，需重点控制。

• 控制饮食，已有肾功能不全或肾功能失代偿的患者，如果仍然进食大量的蛋白饮食，会加重肾脏的负担，最后导致肾病的进展。相反，如果用低蛋白饮食或同时应用酮酸治疗，可以减轻肾病变的进展。避免暴饮暴食和不洁饮食。

• 避免药物性肾损害，包括一些肾毒性药物或对肾脏有害的药物，如氨基糖苷类抗生素、磺胺类药物、止痛药等。

• 适量饮水，勤排尿、不憋尿，可有效避免尿路感染和尿路结石。长时间憋尿容易引起细菌繁殖，细菌可能经输尿管上行感染到肾，每天充分饮水，随时排尿，避免结石形成。

• 避免劳累。

• 积极治疗会诱发或加重肾病的一些疾病，如扁桃体发炎常诱发IgA肾病，需积极治疗该炎症，必要时可考虑进行扁桃体摘除术。

预防慢性肾病并发感染

慢性肾病易并发各种感染，常见的感染类型有呼吸道感染如肺炎、肺结核等；消化道感染；尿路感染及皮肤感染如带状疱疹等。

肺部感染是其中重要的一种，有时甚至可能致命。肺部感染常因各种呼吸道感染所诱发。因此防治各种呼吸道感染，对进一步预防肺炎有重要的意义。

慢性肾病免疫功能低下，是容易并发感染的重要原因。

中医认为感染的发生，常与体内正气亏虚，邪气侵袭有关。《内经》云："正气存内，邪不可干"，"邪之所凑，其气必虚"。因此，中医预防感冒或流感的主要措施之一就是扶助正气。

补肺固表是重要的措施，常用玉屏风散加减治疗。玉屏风散的主要成分为黄芪、防风、白术，是中医益气固表的经典方剂。

中医还认为，在生理方面，肺的宣发肃降和通调水道，有赖于肾阳的温煦和推动；而在病理方面，肺的功能失司，日久必会累及肾。肾主一身之气，肾气或肾阳不足，同样也会影响到肺的正常功能。因此，临床治疗还应考虑从肾入手。特别是对于肾病综合征激素减量或维持阶段，可选用桑寄生、菟丝子、肉苁蓉、淫羊藿、巴戟天等具有温肾壮阳、强筋壮骨之品，起到温肾阳以固护卫外、预防外感的作用。

部分中药具有一定诱生干扰素的作用，如黄芪、黄精、冬虫夏草、刺五加、金银花、柴胡、苏叶、蝉蜕、白芷、苦参等。对慢性肾病患者并发外感者，可在辨证基础上，酌情选用。

对于慢性肾病，需注重综合疗法防治感染并发症。"虚邪贼风，避之有时"，在感冒流行时避免到公共场所，并及时佩戴口罩。

慎防心脏病

有心脏疾病的患者出现肾功能损害的几率提高；同样肾病也会影响心脏功能。肾衰竭，毒素较难排出体外，长期可致尿毒性心脏病，甚至心衰。

肾衰竭主要在以下几方面影响心脑血管系统：

• 肾衰竭影响心肌动力，造成心搏无力、失常；

• 贫血加重心脏负担；

• 高血压影响心脏功能；

• 肾病的原发性疾病如糖尿病、系统性红斑狼疮等，也会加重心脏损害；

• 高脂血症加速动脉硬化速度，血管老化较快。

对大多数慢性肾病患者来说，最大的困扰可能是要接受透析治疗。但有许多肾病患者在病情远未发展到肾衰前，已死于心脏疾病，可见心脑血管问题直接影响肾脏的健康。

心脏病主要在以下两方面影响肾脏：

• 心脏衰竭或心功能下降，会加重肾脏的负担；

•心脏收缩无力，血流减少，灌注压低，肾供血不足，会造成肾功能下降。

慢性肾病有多种并发症，最常见的是心血管病。心血管病是慢性肾病患者死亡的首位原因。因此，在肾病防治过程中要特别注意心脏情况，如有血脂高要及时给予降脂治疗，合理配合中药治疗也能改善心血管病的预后。

1. 心血管并发症的危险因素

•传统心血管危险因素，如年老、男性、高血压、糖尿病、吸烟、超重、不健康的饮食、缺乏体力活动、血脂异常等。

•与慢性肾病相关的危险因素，如贫血、蛋白尿、钙磷代谢紊乱、继发性甲状旁腺功能亢进、微炎症状态、氧化应激、内皮损伤、营养不良、电解质紊乱、血容量负荷过重、血流动力学异常等。

•与透析治疗相关的危险因素，如动静脉内瘘、透析膜生物不兼容性、透析不充分以及患者营养不良等。

2. 心血管并发症的改善措施

积极改善或减低与慢性肾病相关危险因素，对减少心血管并发症具有同样的意义。如：

•合理控制高血压；

•调脂治疗；

•改善贫血；

•改善生活方式，包括戒烟、适量运动、减体重，舒缓精神压力和焦虑状态、控制蛋白尿；

•纠正钙磷代谢紊乱及继发性甲状旁腺功能亢进；

•合理饮食，改善营养。

慢性肾病需慎防骨质疏松

肾病患者并发骨质疏松症属于继发性骨质疏松症。

肾病，尤其是慢性肾衰，会严重影响活性维生素D的生成，从而降低骨骼钙的吸收和利用，骨骼缺钙导致骨质疏松。

老年肾病患者和低体重肾病患者是骨质疏松症的高危人群，肾衰透析患者与普通人相比，其髋部骨折风险明显增高。

肾病患者发生骨质疏松的高危因素中还包括了运动不足、营养摄入不足、遗传因素及药物，如糖皮质激素、肝素等。肾衰导致的甲状旁腺功能亢进亦是慢性肾病骨质疏松的重要原因。

1. 常见症状

肾病合并骨质疏松症患者早期症状不明显，后期出现的症状也容易被肾病的其他症状所掩盖。常见症状有周身乏力、腰腿疼痛、全身骨疼、肌肉萎缩、行动迟缓，骨挤压痛及抽筋等。晚期骨质疏松可造成脊椎压缩变形、前倾、背曲加剧，会出现身材变矮，形成驼背。

患有骨质疏松症的人最严重的直接后果是骨折，患者甚至可因为因剧烈咳嗽或汽车的颠簸而发生骨折。在此基础上易引发肺炎。当骨质疏松性髋部骨折发生后往往因血栓等各种并发症导致严重后果。

2. 诊断线索

早期的骨质疏松症没有明显的症状，不易被人们发现。当骨量丢失百分之十以上时才会出现腰肌酸软、腰背疼痛、跟骨疼痛、长骨隐痛等症状。所以中老年人，特别是有肾病的患者，如出现以下症状时应引起注意：周身骨骼酸楚疼痛，以腰背痛为主，并沿着脊柱向两侧扩散，仰卧时疼痛减轻，久立或久坐会使疼痛加剧，并有日间疼痛轻、夜间和清晨醒来疼痛加重的现象。如有这种情况应该及时进行相关检查以及时诊断。

3. 预防

在积极合理治疗肾病的同时，需要重视骨质疏松症的预防。如健康的生活方式对预防骨质疏松症有益，吸烟，酗酒，喝浓咖啡、浓茶均可增加骨质疏松症的危险性，应避免。

早期并无肾功能下降的肾病患者可适量给予含钙量较高的食物，如牛奶、乳制品、黄豆类、芝麻及适量的动物蛋白等。

有肾衰者，则需要合理给予优质低蛋白饮食，避免过低蛋白。注意避免同时吃大量菠菜、苋菜等草酸含量高的食物，以免影响人体对钙的吸收。

对于已有骨质疏松者，应加强防跌、防碰等措施，积极预防骨折。

适量运动有益于骨质疏松的预防并降低跌倒骨折的风险。运动方式包括走路、快步走、游水、太极拳、八段锦等。运动量要适度，如每日运动1小时，每周3~6天。

老年患者要特别注意，运动中要防止跌倒而引起骨折。积极改善居家环境，严防跌倒，减少骨折的发生。

中医学认为："肾主骨，生髓""脾为气血生化之源"。肾虚、脾虚以及在此基础上导致气血亏虚是骨痿、骨痹的病机关键。肝肾不足，瘀血、寒湿亦为其重要病机。因此中医预防骨质疏松重视补肾、健脾，补益肝肾、气血及活血化瘀等治法。

二、慢性肾病的调养

在临床上经常遇到肾病患者朋友的各种咨询，比如：能喝水吗？可不可以吃饱饭？一枚蛋都不能吃吗？是不是运动越多越好等等。其实，这都是慢性肾病调养的一些内容。

因此，肾病调养的主要内容包括合理的饮食疗法、健康的生活方式、控制体重、戒烟、适当运动等。

饮水原则

慢性肾病，究竟是多饮水还是少饮水较佳？

一般来说，正常人每天尿量应在2000ml左右，若气温30℃左右，每天会额外丧失约1000ml的水分，因此在此温度下，每天应补充3000ml左右的水，如果天气凉爽或长时间待在冷气房内，出汗少，则饮水量可减量。

运动、出汗后应多饮水，以免尿液过分浓缩，令尿液中的晶体沉积而易产生结石。

有的肾病患者不敢多饮水，害怕尿量增多会加重肾脏负担。实际上，人体内每天的代谢废物都需依赖尿液带出体外。若喝水太少，尿量不足，不利于毒素排出，会造成体内的废物蓄积。肾病患者如无明显水肿、高血压等，可适当饮水，一般情况下不会有特殊问题。如有明显水肿、尿量减少，应严格限制饮水；严重少尿或无尿的患者，一般仅需要饮用足够恢复蒸发和少量从尿中丢失的水分即可。

肾衰竭血液透析患者，透析中因脱水过度，易发生头痛、恶心、呕吐、肌肉抽筋等失衡综合征，为避免透析过程中过多的超滤脱水，因此需要严格控制两次透析间期饮水过多，应以每日体重的增加不超过1kg为限，患者的饮水量应为前一天总尿量加上500ml。患者如有口干，但需要避免饮太多水，可以冰水漱口、嚼口香糖、挤一点柠檬汁在口边，或含服西洋参，减少口渴的感觉。

尿路感染的患者为避免和减少细菌在尿路停留和繁殖，应多饮水，勤排尿，以达到经常冲洗膀胱和尿道的目的。

肾结石、高尿酸血症以及常常尿路感染而无肾衰竭的患者，必须比较大量饮水。睡前喝一杯水有助预防结石和感染，但有些因夜尿多而不愿睡前喝水者，则建议白天更要多饮水。

饮水包括开水、粥、牛奶、汤以及饮料等，在计算饮水量时需要把这些水分一起计入。

合理限盐

盐是人类饮食中重要的一种调味品，其中含有的主要成分为钠离子，是人体新陈代谢过程中的必需元素。但每天摄入的盐不可过量，研究证明成人每日摄盐6g以上，可能导致高血压的发生。因此，每日盐的摄入量应不超过6g。

摄入过多盐本身也会加重肾病的进展。因此，肾病患者需要严格控制盐的摄入量，主张采用低盐饮食，特别在血压明显升高、水肿比较明显时更要密切注意。一般情况下，若无明显浮肿和高血压，每日可补充3g以下食盐；重度水肿或严重高血压，多数要求再进一步减少盐的摄入。

不过，无盐饮食会造成严重低钠血症。民间传说肾炎患者要忌盐百日，是没有依据的。低钠血症本身就是一个病理状态，还会造成身体器官的进一步损害。实施低盐饮食，除了减少烹调时所加的盐之外，还要特别注意避免食用一些高盐食物或调味品，如酱菜，腌制品，如咸菜、咸鱼、咸肉、咸蛋、榨菜等，罐头食品等。

低盐饮食可能影响食欲，可选择其他调味法调节，如炒菜时不放盐，可加醋、生姜、大蒜、辣椒调味，既不影响食欲，又能合理保证摄入较低的食盐量。常用的低钠调味品包括：胡椒粉、醋、芥辣、姜、葱、蒜、八角、柠檬汁、五香粉等。

表4-1　常见的高钠食物

生果类及硬壳果类	话梅、加应子、陈皮、咸姜、盐炒的硬壳果果肉
腌制的蔬菜类	榨菜、梅菜、咸酸菜、五柳菜、冬菜、酱瓜等罐头蔬菜
加工腌制的鱼、肉、蛋类	腊肠、腊肉、腊鸭、盐焗鸡、酱油鸡、烧味、卤味、火腿、腌肉、咸鱼；罐头食品类如家禽、肉酱、肉类、沙丁鱼、豆豉鲮鱼；蛋类如咸蛋、皮蛋
五谷类	咸饼干、热狗包、方便面的调味料
饮品	好立克、朱古力、鸡精
点心及调味品	烧卖、叉烧包、虾饺、萝卜糕、薯条、虾条、芝士卷；调味品如盐、蚝油、茄汁、酱油、味精；用盐腌制的豆制品如腐乳、豆豉

摄取合理的蛋白量

1. 肾病患者要补蛋白吗

慢性肾病出现蛋白尿，由于蛋白丢失，有时会造成血清蛋白降低，是否丢失蛋白，便要补充蛋白？尿蛋白量越多，是否就要补充得越多？但是研究表明过高的蛋白摄入量，可通过几个机制造成肾损害：

• 高蛋白饮食可增加肾小球内高血流动力学改变；

• 许多高蛋白食物，如动物蛋白多为高磷食物，可加重肾损害；

● 促进间质纤维化及肾硬化进展。

过低的蛋白摄入会造成营养不良，营养不良也会加重肾损害。因此，需采取合理的低蛋白饮食，建议蛋白的摄入量为每公斤体重每日0.7 ~ 1.0g，并建议尽量选食黄豆类等植物蛋白食品。

鱼、虾、肉、蛋类食物属于优质蛋白，慢性肾病患者如果肾功能正常，除了该类过敏食物须慎用，一般是不需禁忌的，适量进食对人体十分重要。但当肾功能下降时，则要适当减少蛋白摄入量，以既满足人体代谢营养需要，又不增加肾脏负担为原则。过于严格控制蛋白，或病情需限蛋白时却放任自流，都是不正确的行为。

2. 优质低蛋白质饮食与营养均衡

慢性肾衰病人在非透析与透析治疗期间的饮食管理是不相同的。非透析治疗期间，主要采取优质低蛋白饮食，配合必需氨基酸，同时保证有足够能量摄入的饮食治疗方法。主要针对慢性肾病2 ~ 4期的患者，根本目的在于延缓慢性肾病进展，推迟进入透析进程，并保证营养状态良好。

肾小球滤过率<70ml/min应开始限制蛋白的摄入，限制蛋白摄入量也意味着限制磷的摄入。当肾小球滤过率为25 ~ 70ml/min时，低蛋白含量为0.6g/（kg·d），其中75%为优质蛋白。当肾小球滤过率<25ml/min时，应同时配合必需氨基酸疗法。

安全的优质低蛋白饮食的三大要点：

● 保证能供给充足的热量；

● 蛋白质摄入量0.6 ~ 0.8g/（kg·d）；

● 优质蛋白质比例不少于50%，通常是50% ~ 60%。2005年的《慢性肾病蛋白营养治疗专家共识》则将优质蛋白比例定为约50%；而饮食中的总能量的保证一般根据年龄、活动量、营养状态以及治疗情况等定为：30 ~ 35kcal/（kg·d）；并建议补充阿法酮酸。

慢性肾衰患者进行透析治疗后，不宜再施行低蛋白饮食，应采取正常蛋白饮食。

有研究对近3万例血液透析患者进行大样本临床研究发现，高蛋白低磷饮食组具有最高生存率，而低蛋白低磷饮食组具有最高病死率。因此，为保证慢性透析患者的蛋白摄入，维持机体正氮平衡，可使用磷结合剂治疗，减少磷的吸收。常用的磷结合剂有氢氧化铝、碳酸钙、醋酸钙等，还有不含钙和铝的磷结合剂。

当采用低蛋白饮食时，注意不要矫枉过正，应保证基础的生理需要量，即0.6g/（kg·d），否则容易出现负氮平衡及严重营养不良。应适当补充必需氨基酸或酮酸，并保证摄入足够热量、营养摄入。

由于饮食控制，水溶性维生素及微量元素、铁、锌等均可能摄入不足，除饮食尽力调配外，还应适当补充一些维生素制剂。

3. 什么是优质低蛋白饮食

优质蛋白是指食物的成分中，含必需氨基酸较多，非必需氨基酸较少的食品。具体而言，动物的肉类、蛋类含必需氨基酸的比例较高，称为优质蛋白质。

过去曾认为慢性肾衰不宜食用豆制品，此说法逐渐得到澄清，植物蛋白，尤其是大豆蛋白，在延缓慢性肾病进展的作用进一步受到重视。不少研究结果显示，大豆蛋白和亚麻子具有延缓慢性肾病进展的作用。

优质蛋白质饮食的实施

第一步　确定每日蛋白需要量

（1）确定理想体重。

〔公式一〕理想体重（kg）＝身高（cm）－105

（2）计算内生肌酐清除率（Ccr）。

〔公式二〕Ccr=（140－年龄）× 体重 ÷〔72 × 血肌酐（mg/dl）〕

如为女性患者，上述计算结果再乘0.85，如化验单上肌酐单位为mmol/L，换算成mg/dl只需把该数值除88.4。

（3）确定每日蛋白质的摄入量。

根据不同的肾功能状态及治疗情况，确定每公斤标准体重每天所需要的蛋白含量。采用低蛋白饮食时，必须配合必需氨基酸疗法。

表4-2 慢性肾病蛋白质摄入量

慢性肾病分期及治疗状态			肾小球滤过率（ml/min）	每日所需蛋白量[g/（kg·d）]
透析前	非糖尿病肾病	慢性肾病一期	>90	0.8
		慢性肾病二期	60～89	0.8
		慢性肾病三期以后	<60	0.6
		肾功能严重下降，GFR<25，患者能耐受更严格的蛋白限制		0.4
	糖尿病肾病	出现蛋白尿		0.8
		肾小球滤过率开始下降		0.6
透析后	血液透析	维持性透析		1.2
		高分解状态		1.3
	腹膜透析			1.2～1.3

〔公式三〕每日需要的蛋白质含量 = 理想体重 × 每日所需蛋白质量

（4）确定每日优质蛋白的摄入量。

优质蛋白质比例不少于50%，通常是50%～60%。

〔公式四〕优质蛋白（kg）= 每日总蛋白 × 50%～60%

（5）确定具体食物。

蛋白包括动物蛋白和植物蛋白。动物蛋白如肉类、奶类及禽蛋类等；植物蛋白主要存在于豆类食物中，提供蛋白质和大量纤维。

表4-3 蛋白质种类及例子

· **蛋类**：鸡蛋、鸭蛋
· **奶类**：牛奶、奶酪、奶粉
· **鱼虾类**：鲤鱼、草鱼、虾、蟹
· **肉类**
· **黄豆类**：豆腐、豆浆

临床中发现很多患者对如何选择蛋白质食物十分困惑，例如计算出的蛋白量要求为40g，便认为等于鸡蛋40g，或肉类40g。显然错误，因为鸡蛋与瘦肉里还含有很多水分。

例如：

1只鸡蛋（包括蛋黄）含蛋白约5~6g，去了蛋黄，一只鸡蛋的蛋白约3g左右。

100g瘦猪肉或鱼肉，含蛋白约14~16g。

牛奶含蛋白约3%，因此1盒250ml的牛奶含蛋白约7.5g左右。

谷类含蛋白8%，如每天进食200g，则有16g蛋白。

表4-4 部分主食的蛋白及碳水化合物含量简表（%）

食物名称	蛋白含量	碳水化合物含量	食物名称	蛋白含量	碳水化合物含量
马铃薯	2.0	17.2	粉丝	0.8	83.7
红薯	1.1	24.7	馒头	7.0	47
面条（平均）	8.3	61.9	玉米粉	1.2	85
米饭	2.6	25.9	玉米	4.0	22.8
小米	9.0	75.1	小米粥	1.4	8.4

第二步 确定每日脂肪和碳水化合物的摄入量

（1）计算每日所需的总能量。

营养疗法的基础是要保证患者有足够的能量摄入，一般认为能量的摄入如下。

表4-5　慢性肾衰患者能量摄入［单位：kcal/（kg·d）］

类型		能量摄入
非糖尿病肾病透析前		30～35
糖尿病肾病透析前	非肥胖	30～35
	肥胖型	每日总能量减少：250～500kcal
血液透析或腹膜透析	一般透析者	35
	60岁以上，活动量较小，营养状态良好者	30～35

〔公式五〕　每日所需要的总热量＝理想体重（kg）×［30～35 kcal/（kg·d）］

（2）计算脂肪含量。

脂肪是人体内重要的热量来源，也是构成人体结构的重要组成部分。特别是人体饥饿时，会大量消耗脂肪以提供能量，每克脂肪能提供9kcal的热量。脂肪应该占总能量的25%～30%。

〔公式六〕　脂肪的供应量（g）＝总能量（kcal）×（25%～30%）÷9

每日食用的脂肪包括看得见的脂肪和许多看不见的脂肪。脂肪的供给并非单指每天煮菜所用的食用油。根据《中国居民膳食指南》的建议，烹调食油的供应量每日约在25～30g。

慢性肾病患者宜使用植物油，少食动物脂肪，但也不可无限制地食用植物油，以免油脂超标及能量过多。

由于脂肪还广泛存在于一些动、植物的食物中，如鱼、肉、腰果、花生等。大多数情况下，每天都可能会进食这些富含脂肪的食物，因此使用食用油时需要考虑这部分的脂肪含量，减少用油量。

（3）确定每日主食——碳水化合物总量。

主食指米饭、面类、薯类以及玉米等，它们提供了人体50%～60%的能量来源，每克碳水化合物能提供4kcal热量。以下两款计算方式皆可。

〔公式七〕　碳水化合物供给量（g）＝每日所需的总热卡×（50%～60%）÷4

〔公式七〕碳水化合物供给量（克）＝每日所需的总热卡－（优质蛋白提供的热量＋脂肪所提供的热量）

（4）计算确实的主食量。

以上计算结果是碳水化合物的量，不是指未煮熟的米的分量，更不是煮熟的米饭的分量。大米含碳水化合物的量约为80%，其他还包括水分等。因此折合成大米的量则需要根据如下公式进行校正。

〔公式八〕主食量＝计算出的碳水化合物量÷主食所含碳水化合物的百分比

如以大米为主食，则大米的量＝计算出的碳水化合物量÷0.8

大米类含有比较丰富的蛋白质，如果碳水化合物全部选用大米，可能会保证能量的供给，但植物蛋白却会过多，每天摄取的总蛋白也会因此增多；如果保证了低蛋白的分量，则总能量可能不够。

因此在选取主食时建议可吃一些小麦粉、红薯、土豆、山药、芋头等，这些都是蛋白含量少，而碳水化合物含量较高的食物。但这些食物含钾偏高，如有血钾高者则需注意。

避免血钾升高

1. 高血钾的原因

钾离子是人体重要的物质，钾是一种矿物质，主要维持神经肌肉的活动性，保持正常的心律等。

对于无肾功能受损的高血压患者，常提倡多食含钾高的食物；可是当肾功能减退时，情形恰恰相反，患者要常常防止血钾升高。

由饮食中摄取的钾，绝大部分都由肾脏排除，正常人一般情况不会出现高血钾。但肾衰竭的病人，因为肾对钾的排出减少，特别是当食用较多含高钾的食物，就有可能出现高血钾的情况。

常见的高血钾原因：

• 排泄障碍：肾功能恶化，有排出障碍；

• 摄入过多：进食过多富含钾的食物；

• 代谢亢进：合并感染或消化道出血，分解过多；

• 药物影响：长期使用血管紧张素转换酶抑制剂（ACEI）及ARB，非甾体消炎药（NSAIDs）、β受体阻滞剂、保钾利尿药、地高辛、环孢素以及他克莫司等；

• 严重便秘：长期排便少，减少钾的排出；

• 输血过多：特别是库存血的过多输入也可造成高钾血症；

• 血透不充分：已经进行血液透析治疗的患者，一般不会出现高血钾。但如果透析不充分，或过食高钾食物，钾在体内蓄积，同时由于代谢性酸中毒，促使细胞内钾向细胞外转移，导致高血钾。

2. 高血钾的临床表现

高血钾常出现在肾功能减退的病人，临床表现各不同：

• 轻度血钾升高，临床并无特别症状；

• 血钾进一步升高时可能出现倦怠、肢体麻木感、下肢沉重乏力等；

• 严重者出现心律不齐、呼吸困难、血压降低、皮肤发青变冷，甚至导致心脏停搏，需要及时处理。

3. 高钾血症的治疗及食物含钾的应用

对于高钾血症患者，需要进行对因治疗和及时的对症治疗以立即降低血钾，并注意密切监测。

饮食上注意避免进食高钾食物，是预防和治疗高钾血症的基础。

人体内的钾主要来自食物，由于钾主要存在于细胞内，组织破坏后溶解析出，因此果汁、蔬菜汤、肉汁中含量相对丰富，缺钾的人可以多食用上述含钾丰富的食物熬制的美味浓汤。但是，肾衰竭致血钾偏高的患者就需要合理限食这些食品。

含钾高的常见食物

●水果类

新鲜果汁和纯果汁含钾高，肾衰高钾者不宜过多食用。

水果：香蕉、牛油果、榴梿、椰子、番石榴、火龙果、新鲜西梅。

干果：杏脯、干枣、无花果、龙眼干、葡萄干等。

●蔬菜类

菠菜、番薯、莲藕、芥菜、芋头、空心菜、荸荠（马蹄）、西兰花、马铃薯、椰菜花、椰菜子、毛豆、冬笋、笋、金针、冬菇、草菇、大蒜、红辣椒、姜。

●其他

饮品：朱古力奶、阿华田、好立克、牛肉汁、浓茶、速溶咖啡、蔬菜汁；

调味品：鸡精、茄汁、咖喱、代盐、无盐豉油；

干豆类：黄豆、红豆、黑豆、莲子；

其他：发菜、紫菜、海带、坚果、花生酱、朱古力、黄糖、麦芽糖、糖胶。

在肾衰竭合并血钾偏高的情况下，应该尽量避免或减少食用上述食品。但需要提醒的是，要注意上述食物进食的总量，如：生姜含钾高，但若不是大量食用，仅仅用作调味品少量食用，也不会对血钾造成过多影响。

4. 避免进食过量的措施

许多食物都含钾，特别是蔬菜和水果类含钾较高，因此高钾血症患者必须进食的分量要适当控制，避免进食含钾高的药物及制剂等。日常减少钾吸收的处理方法及其他注意要点，包括：

• 切块、切细浸泡——钾离子易溶于水，蔬菜切小片，应用大量清水较长时间浸泡，如多于半小时，不断换水。如马铃薯切块浸泡并不断换水，可减少含钾量一半或以上。

• 水煮捞起——用大量水煮熟后，钾会流失于汤汁中，故勿饮用汤汁。再以油炒或油拌可减少钾的摄取量。

• 适当多饮水，能促进钾从尿液排出。但饮水有讲究，如多饮水而不能多排尿，则表明肾功能差，此法不可行，可适当配合利尿西药或利尿中药。

• 大便通畅能够使一定分量的钾从大便排出。

• 大多数梨类的钾含量比较低，但牛油果含钾甚高；苹果多数含钾低，一般情况下可食用。

• 鲜果汁、纯果汁或浓缩果汁含钾较高，不宜饮用。

• 朱古力奶、阿华田、好立克、牛肉汁、速溶咖啡、补充体力饮品、蔬菜汁、鲜果汁及所有菜汤等含钾都偏高，尽量避免食用。

• 可饮用低钾汤水：丝瓜肉片汤、节瓜肉片汤、冬瓜汤、佛手瓜、苹果雪梨瘦肉汤、鲜虾冬瓜汤、老黄瓜猪肉汤。

一般来说，低钾食物可适量食用；中等含钾食物应该少量食用；而高钾食物应避免食用。

表4-6　低量及中量含钾食物的每日参考进食量

	生果类	进食量	蔬菜类	进食量
低钾食物（每百克食物含钾＜200mg）	苹果	1个，细	青瓜、节瓜、丝瓜、冬瓜、佛手瓜、黄瓜、青豆、四季豆、洋葱、青豆角、边豆、荷兰豆、白豆角	100g
	鸭梨	1个，细		
	柑	1个，细		
	沙田柚	2片		
	西瓜	227g，含皮		
	提子	10粒		
	红樱桃	8粒		

续表

	生果类	进食量	蔬菜类	进食量
中钾食物（每百克食物含钾200～300mg）	荔枝	5粒	白菜、菜心、茄子、番薯、大豆芽菜、西洋菜、西红柿、黄牙白、生菜、芥蓝、萝卜、韭菜、芥菜、椰菜、芦笋、青椒、苦瓜	100g
	杧果	1/4个		
	桃	1个，小		
	橘子	1个，小		
	柿子	1个，大		
	哈密瓜、蜜瓜、木瓜	1/2杯		
	奇异果	1个，中		
	草莓	6粒		

慢性肾病患者，如果肾功能正常，很少发生高钾血症；也并非所有慢性肾衰病人一定都有高血钾。

一些患者如果出现纳食减少、呕吐、腹泻等情况，尤其一些以间质病变为主的肾衰患者，可能存在低血钾。肾病综合征等患者在大量使用利尿药，并开始利尿后也可出现低血钾，则可进食含钾高的食物，并及时进行检查，必要时可服用药物补钾。

5. 中药对血钾的影响

慢性肾衰竭患者，特别是晚期肾衰患者，常常合并血钾升高，而中药当中多数属于植物类，当中含有不同程度的钾离子，因此中药含钾是不可避免的。但是否含钾的中药一定会导致高钾血症？并不一定，关键在于是否合理应用。

中药取材的不同部位含钾不同，以全草、花、叶水煎剂含钾量居多；而根、茎、动物、昆虫、矿物类等则含钾量较低。

中药含钾的问题是慢性肾病患者需要面临的一个问题，但如肾功能正常，或在肾衰竭早、中期，如尿量每天1000ml左右，合理服用中药一般不会导致高血钾。如果终末期肾衰、长期明显少尿者，特别是尿量在500ml以下者，若不合理使用中药，则有可能出现高血钾。

笔者对大量的终末期肾衰患者采用或配合中药治疗，由于充分评估患者血电解质情况，根据患者的肾功能状态，决定患者的用药剂量及服药频度，临床上并未发生因服用中药而导致的高钾血症。

以下有几点值得留意：

- 中药含钾是客观存在且不可回避的事实；
- 中药含钾有高有低，临床应用时需要合理选择药物；
- 不合理使用中药，对晚期慢性肾衰患者可能导致血钾升高；
- 合理使用中药，可避免高钾升高；
- 片面夸大中药含钾的严重性，属于因噎废食，不利于合理应用中药更好地治疗慢性肾病。

低磷饮食

磷是人体遗传物质核酸的重要组分，是人体能量代谢、多种酶及生物膜磷脂的组分，是构成骨骼、牙齿的重要成分，对人体生命活动有十分重要的作用。正常情况下，人体每日需要量约1200mg，多由饮食摄入；每昼夜从尿中排出磷达1000mg。

肾衰竭病人，因肾小球滤过功能减退，磷酸盐在肾小球的滤过量减少，造成血磷升高，即高磷血症。高磷血症是慢性肾病的常见并发症，是引起继发性甲状旁腺功能亢进、钙磷乘积变化、维生素D代谢障碍、肾性骨病的重要因素，与冠状动脉、心瓣膜钙化等严重心血管并发症密切相关。

有效控制血清磷水平是终末期肾病一体化治疗的重要措施。目前高磷血症的治疗主要包括饮食限磷、透析治疗、磷结合剂的应用及必要时甲状旁腺的切除等。

控制高磷饮食对于预防血磷升高有重要的意义；对于肾功能正常者，则无须过分严格。

磷在食物中分布很广，因为磷与细胞结构及蛋白质合成并存。瘦肉、蛋、奶、动物肝、肾的磷含量都很高，海带、紫菜、花生、干豆类、坚果等含磷也丰富。蔬菜、瓜类、水果、猪红、海参、油类等含磷则较低。

慢性肾衰患者每日的磷摄入量一般在600~800mg以下。每克蛋白饮食含磷量约为15mg左右，低蛋白饮食可以减少磷的摄入量。蛋黄含磷高一般建议限制食用，为减少磷的摄入量，鱼、肉类等用水煮后，弃汤食用是一有效方法。

含磷高的食物往往是高蛋白食物，过低蛋白的摄入则可能导致严重营养不良，因此有时需要配合口服磷结合剂。但磷结合剂有时会引起便秘，此时可适当配合中药通便治疗。

表4-7　食物含磷量简表

含磷量	举例
100mg以内	米饭、面条、面包、牛奶、奶酪、鱼饼、鱼丸、干贝、田鸡肉
100~200mg	豆类、豆制品、乌贼、章鱼、螃蟹、咸肉
200~300mg	蚕豆、鸡蛋黄、沙丁鱼、青鱼、金枪鱼、比目鱼、虾、鸡肉、火腿、香肠、合桃、金针菇、草鱼
300~400mg	鳝鱼、海胆、（猪、牛、鸡）肝、花生、黑米、煎饼、大麦、红茶、麦片、腰果
400mg以上	芝士、脱脂奶粉、鱼干、海带、鱿鱼干、干冬菇、麸皮、芝麻酱、炒葵花籽、黑豆、大豆

表4-8　部分食物含磷量详表（每100g食物中所含磷的mg数值）

食物名称	磷含量	食物名称	磷含量	食物名称	磷含量
小麦	325	西兰花	72	鸭肉	122
麸皮	682	竹笋	64	鸽肉	136
馒头	107	金针菇	216	牛奶	73
稻米	110	慈菇	157	芝士	326

食物名称	磷含量	食物名称	磷含量	食物名称	磷含量
黑米	356	藕	58	奶酪	85
米饭	60	马蹄	44	鸡蛋	130
鲜玉米	117	芋头	55	鸡蛋白	18
大麦	381	鱼腥草	38	鸡蛋黄	240
荞麦	297	草菇	33	鲤鱼	204
薏米	217	干冬菇	469	草鱼	203
马铃薯	40	鲜蘑菇	94	海虾	196
藕粉	9	干木耳	292	海蟹	142
魔芋粉	297	水发木耳	12	鲜鲍鱼	77
粉丝	16	鲜香菇	53	海参	28
大豆	465	发菜	76	水浸鱿鱼	60
黑豆	500	浸海带	29	鱿鱼干	1131
豆浆	30	干紫菜	350	煎饼	320
豆奶	35	苹果	12	蛋糕	130
茄子	23	腰果	395	月饼	72
红尖干辣椒	298	核桃	294	麦片	339
大蒜	117	鲜花生	250	燕麦片	291
青葱	25	生葵花籽	238	红茶	390
洋葱	39	炒葵花籽	564	铁观音茶	251
大白菜	31	猪肉	168	可可粉	623
菜花	47	猪耳	28	鲜酵母	409
酱油	204	芝麻酱	626	萝卜干	65
高级酱油	38	花生酱	96	榨菜	41
白醋	96	豆瓣酱	154	芥末	530
黑醋	262	豆瓣辣酱	37		

表4-9　高磷食物分类

类别	食物
干果类	西梅、杏脯、葡萄干、无花果、枣
硬壳果	花生、核桃、栗子
干豆类	黄豆、红豆、黑豆、蚕豆、赤小豆、绿豆，腐竹
菌类	冬菇、香菇、蘑菇
肉类	动物内脏，如脑、肝、心、肠、骨髓；鸭、鹅、乳鸽、鹿，牛、猪、鸡肉；炖品和肉汤等
鱼类	高脂肪鱼类，如鱼卵；连骨吃的鱼、如沙丁鱼、白饭鱼、银鱼子；虾米、虾干、瑶柱；鱼汤
五谷类	全麦谷类，如面包、麦片
奶类	所有奶类，包括全脂、脱脂、部分脱脂、植脂以及加工提炼的甜炼奶及奶制品，如芝士、雪糕
糖类	朱古力
饮料	好立克、阿华田、朱古力，可乐
调味品	咖喱粉或酱、芥末酱或粉、发酵粉
蛋类	蛋黄

中药汤水与食疗举例

鲤鱼汤

[材料] 鲤鱼1尾，约500g左右，生姜50g，砂仁3g，葱白3根。

[制作] 洗净鲤鱼，将砂仁、生姜、葱白放于鱼腹中，不宜加盐，采用清蒸，熟后喝鲜汤吃鱼。

[功效与应用] 益气利水消肿。治疗水肿，主要针对血浆蛋白偏低者。

鲫鱼冬瓜羹

[材料] 鲫鱼2~3条，也可用鲤鱼，约500g左右，去鳃、去鳞和内

脏，冬瓜500～600g，切成小块，葱白15g，生姜连皮15g。

[制作] 把部分生姜塞入鱼肚，先将鲫鱼文火煎至酥香熟透，然后加水适量，煮至鱼烂汤稠，加少许盐，撒入葱花即成。

[功效与应用] 益气，利水消肿。用于脾虚水肿，小便不利者。各种原因导致的水肿一般均可服用。唯肾衰水肿明显者不宜过多饮汤。

黄芪粥

[材料] 黄芪60g，熟苡仁30g，赤小豆20g，鸡内金15g，陈皮6g，糯米30g。

[制作] 以适量水煮黄芪30分钟，捞去渣；次入苡仁、赤小豆，煮30分钟，再入鸡内金、糯米，煮熟成粥。1日分量分2次服。

[功效与应用] 益气健脾化湿，适用于慢性肾炎后期蛋白尿未消，体倦乏力、纳呆，无水肿者。

黑木耳冬瓜排骨汤

[材料] 黑木耳30g，冬瓜250g，猪排骨250g，生姜10片，香葱2棵，盐3g。

[制作] 冬瓜去皮去瓤切片，猪排骨洗净剁成小块；木耳提前泡水2小时以上，洗净去蒂撕成小片。香葱洗净剪段。

猪排骨放入滚水焯去血腥，捞起备用。锅中放水约1500ml，放入猪排骨和生姜，大火煮开后加入冬瓜片、黑木耳，改用小火焖煮30分钟左右，最后快出锅之前加入香葱。

[功效与应用] 慢性肾病口干咽燥、便干难排者一般均可食用；如有肾衰则勿煲成老火汤并勿多饮。

当归参芪生姜羊肉汤

[原料] 当归5～10g，党参25g，黄芪30g，生姜5片，羊肉100g。

[**制作**] 将羊肉、生姜分别洗净，切片，与当归、黄芪、党参同入锅，加水3碗，煎煮30分钟。加少量食盐调味。

[**功效与应用**] 补气益血功效，适用于慢性肾病气血不足所致的倦怠乏力、面色萎黄、易出汗、肢体酸痛等症。如有外感发热、咽喉肿痛、牙痛者忌食用。对于燥热体质、高尿酸者及肾衰患者不可常服。

洋葱炒牛肉

[**原料**] 牛肉100g、洋葱1个、少许食盐、生油、生抽、生粉各适量。

[**制作**] 将牛肉切片，用少许盐、生油及生粉腌制10分钟。洋葱环切成丝。

热锅放少许生油，先炒洋葱至软；将炒软的洋葱拨开一边，把腌好的牛肉及腌肉汁一起倒入锅，翻炒；翻炒熟后，再洒上点黑椒粉炒匀，即可出锅。

[**功效与应用**] 补益气血。肾病患者一般都可适量食用。

西兰花胡萝卜炒瘦肉

[**原料**] 肉皮100g，西兰花250g，胡萝卜50g，食盐、花生油、生抽，生粉各适量。

[**制作**] 西兰花洗净，切小块；胡萝卜去皮洗净，切片。瘦肉洗净切片，用少许盐、生抽及生粉腌制10分钟。

锅烧热，放少许油。先放西兰花菜梗和胡萝卜翻炒，再放瘦肉片翻炒；放西兰花翻炒几下，等西兰花变色后放盐、翻炒几下就可以起锅装盘了。

[**功效与应用**] 补益气血。一般肾病患者均可适量食用。

百合莲子酸枣仁汤

[**材料**] 百合20g，莲子20g，石斛15g，党参15g，酸枣仁20g，生姜3片及猪瘦肉250g。

〔**做法**〕洗净猪瘦肉。百合、莲子、酸枣仁用水先浸半小时后，连同猪瘦肉入煲，注入适量清水，水滚后改用文火再煲一个半小时即可。

〔**适应证**〕肾病伴有失眠、忧郁或焦虑者，症见倦怠乏力、口干、舌红少苔，属于气阴虚者。

〔**注意**〕肠胃不适，胃胀腹泻者不宜；慢性肾衰水肿少尿、血钾偏高者不宜。

饮食宜忌

●"以形补形"不可滥用于慢性肾病

"以形补形，以脏补脏"，用通俗的语言来说就是"吃啥补啥"。以形补形是中医食疗中的一个古老观点，其核心思想就是用动物的五脏六腑，来治疗人体相应器官的疾病。

但是，"吃啥补啥"不能机械地理解，更不能滥用，否则会有损健康。

如肾病患者根据上述"理论"，经常煮食猪腰，非但无益，还会招致严重不良后果。由于包括猪腰在内的动物内脏的胆固醇和嘌呤含量普遍很高，对慢性肾病尤其同时并发高脂血症及高尿酸血症的患者更是雪上加霜。

●能否喝老火汤

广东老火汤美味可口，许多人喜欢喝。

然而美味的老火汤不适合慢性肾衰患者饮用，尤其是痛风合并肾损害、肾功能不全的患者。广东民间提倡煲鸡、鸭、排骨等肉汤要"煲三炖四"，即煲汤3小时，炖汤要4小时。由于嘌呤溶于水，本身肉汤嘌呤就高，煲汤时间过长更破坏食物中的氨基酸类物质，使嘌呤含量更高。

肾功能不全的人不应多喝"老火汤"。因为长时间煲汤之后，骨头和肉里的磷就会释放到汤汁内。正常人喝下含磷高的老火汤，可以把磷排出。然而肾脏功能不全的患者不易把磷排出，磷就会在体内堆积。

在肾衰竭的情况下，常常出现血尿酸升高及高磷血症，因此原则上不宜饮用老火汤。

对于习惯喝汤的朋友来说，不喝汤确实不易。对于肾功能损害不严重者，可以考虑煲一些清汤，如清淡肉汤。清淡肉汤一般指用料少些，汤滚后再慢火煲半小时左右便可以了，煲煮的时间不要太久。

也可以将每餐的蔬菜、瓜类加入带骨的净肉类，煮滚后再煲20～30分钟，将每餐的肉类、蔬菜吃完，但总量控制不变。

保持大便通畅

保持大便通畅对健康十分重要，便秘者需及时进行相应检查，以排除肠道、肛门等器质性病变。

对于年龄大，并发高血压、心衰等情况下，便秘可能成为这些疾病的加重和诱发因素。慢性肾衰患者便秘不利于毒素的排除，易造成毒素明显升高。

合理排便、良好的饮食和生活习惯对治疗习惯性便秘十分重要。例如要养成每天定时蹲厕所的习惯，有便意时不要忍，要马上去大便，这样有利于形成正常排便的条件反射；饮食应该增加较多植物纤维的粗质蔬菜和水果，适量食用粗糙多渣的杂粮等。少吃肉类和动物内脏等高蛋白、高胆固醇食物，少吃辛辣刺激性食物。

慢性肾衰、血钾升高患者需要注意食物的含钾量，在适当增加高纤维素的食物同时，要避免进食含钾过高的食物。

生活上劳逸结合，保持心情舒畅，经常进行适当的体育运动；腹部按摩也有助于排便，方法是由右下腹到左下腹作顺时针按摩，早晚各一次，每次按摩100次左右。

中医认为，便秘是大肠传导功能失常造成的。中医可分为热秘、寒秘、气虚秘、血虚秘、阴虚秘以及阳虚秘等不同证型进行辨证治疗。

大黄是治疗便秘常用药物，临床应评估其适应证并根据辨证配伍用药，根据证候虚实调整其剂量及用法。

一些便秘患者属阴虚肠燥，可给予滋养肠道津液之法。常用黄芪、太子参、北沙参、白术、生白芍等，与生地黄、玄参、麦冬等同用。

对于慢性肾衰患者，一般建议保持每天2~3次软便较宜。必要时可采用中药灌肠疗法。灌肠疗法主要针对慢性肾衰早期或中期，适合邪实较重，正气虚较轻的情况。或并发便秘患者，也可促进尿毒素通过肠道排出。

［**常用处方**］大黄30g，金银花30g，益母草30g，牡蛎30g。如阳虚明显者，加附子20g；明显腹胀者，加大腹皮30g。

［**用法**］一般每日1~2次，加水500ml，煎取100~150ml，保留灌肠30分钟。

保暖防寒

慢性肾病患者常伴发胃寒，胃寒冷通常由甲状腺素分泌较差所致。甲状腺素可使人的基础代谢率增高，加快皮肤的血液循环，甲状腺素缺少就会降低产热功能、人体冷热转换失衡。同时由于患者缺乏运动，致使局部、全身血液循环较差，尤其是肢体末端部位更差，就会使手脚感到冰凉。生活在寒冷环境中，也使患者血管收缩，加重肾负担。

慢性肾病患者如有胃寒，中医辨证多属气虚或阳虚，可给予益气、温阳，同时给予适当的防寒措施，重视保暖，使用热水袋等。

俗话说"寒从脚下起"。耐寒能力差的人，应特别注意腿脚部保暖，要避免久坐，尤其是习惯于夜间读书、看电视的人，更要经常站立活动、跺脚等。必要时可戴上护膝以促进局部的血液循环。天气寒冷时外出可戴口罩。另外应避免长期待在冷气房间内，或冷气开得太强或整天吹风扇等。

加强下肢运动显得格外重要。下肢锻炼方法很多，如散步、慢跑等。临睡前用热水泡脚，将脚擦干后再在脚掌心部位摩擦，可起到一定的御寒作用。

饮食调理方面，可尝试以下两方。如有肾功能不全者，则不宜多食。

• **姜汁牛奶：**取150～200ml鲜牛奶，加入一茶匙生姜汁和少许白糖，放入容器内隔水蒸15分钟。此款饮品有驱寒和胃，补充蛋氨酸之功效，每天饮用一杯，手脚寒冷的感觉便会逐渐减轻。

• **羊肉粥：**取鲜羊肉100g，粳米100g，盐、葱、姜适量。羊肉洗净切片，葱、姜切成碎块备用。将粳米淘洗干净，同羊肉及调味品一同放入锅内，加清水适量，先用大火煮沸，再用文火熬成粥。

精神调养与睡眠

肾病是一种常见病、多发病，也是一种进展性的慢性疾病，患者常因此承受巨大的经济和精神等多重压力，容易造成患者精神抑郁，产生负面情绪。这些负面情绪还包括拒绝承认现实、愤怒、沮丧、焦虑，疑惑，甚至怀疑自己还能活多久等等，很多患者还常因此导致失眠。

肾病本身服用的药物有些可能导致阴茎勃起障碍、女性阴道干燥等影响性活动，这些现象都会令人感到悲观。

睡眠是一种重要的生理现象，良好的睡眠质量对维持正常生理活动，机体免疫功能的恢复具有重要作用。睡眠障碍在慢性肾病中普遍存在，而终末期肾病维持性透析患者其发生率更高达80%以上。睡眠障碍与焦虑、抑郁状态有一定的相关性。

影响慢性肾病患者睡眠、焦虑以及抑郁状态的因素来自多方面，如：对昂贵的医疗费用和经济负担的担忧，疾病本身的严重性以及多种并发症的存在；患者对疾病和治疗本身的不了解，尤其是终末期肾衰患者在血液透析或腹膜透析初期对透析治疗知识不足，长期透析治疗过程中患者也可能面对很多突发事件等，均可产生极大的精神压力，导致失眠、焦虑或抑郁等状态。

无论是失眠还是焦虑、抑郁等，中医首先要辨证。根据望、闻、问、切四诊合参，分析其证型，然后按处方用药。

必要的心理辅导、合理安排作息时间、戒烟戒酒、睡前少饮咖啡或浓茶、减少服用催眠药物的频率以及坚持进行能力所及的合理运动，如定期进行八段锦、太极拳等运动，均有益于放松精神，改善失眠、焦虑以及抑郁状态。

穴位按摩

经络学说认为，穴位是经络的组成部分，通过穴位按摩，可以疏通经络，调整阴阳，宁心安神对睡眠、焦虑以及抑郁状态有一定帮助。现代医学证实，穴位按摩可调节神经系统的兴奋性，其原因可能是穴位刺激能增加机体复合胺的释放，复合胺能放松人体，促进睡眠。

改善慢性肾病睡眠质量的穴位选择包括：主穴取百会、神门、内关、三阴交、太溪，随症配穴，多穴配伍，具有阴阳相配、上下配穴、首尾呼应、升降兼顾、气血同调的特点，而奏上疏下导、调畅气机、疏肝解郁、养心安神之功。

避免吸烟

吸烟可导致血管内皮损伤，为终末期肾病的一个独立危险因素，是慢性肾病患者并发心血管病死亡的主要危险因素。吸烟是人类接触铬的主要方式，而肾脏是铬毒性作用的主要靶器官。糖尿病对铬的肾毒性易感，烟草通常蓄积有铬，吸烟者通过呼吸道吸收铬，而造成机体损害。

吸烟会加重肾病的进展，而戒烟能延缓慢性肾病的进展，因此防治慢性肾病，必须戒烟。

体重管理

肥胖症会引起肾脏血流动力学、结构和功能等多方面改变，其中部分会发生肥胖相关性肾小球病变。

肥胖引起的肾病，称为肥胖相关性肾小球病。发生肾小球损伤的危险因素与体重相关。同时肥胖也是促使慢性肾病转向肾衰的危险因素。

此外，肥胖放大了高血压病、代谢综合征、原发肾脏疾病和心血管疾病的风险，增加了蛋白尿水平，加速了慢性肾病的发生发展。当合并糖尿病及高血压病的肥胖患者，同时患有慢性肾病时，肾小球滤过率的下降更快，更早进展至终末期肾病。

鉴于这些不利影响，合并肥胖的慢性肾病患者应积极减轻体重，但也不是说所有慢性肾病患者体重越轻越好。如血液透析患者持续营养不足，会导致机体抵抗不良因素影响的能力下降，如炎症反应、慢性酸中毒等，会增加血管通路损坏的风险，及影响透析溶质清除效率。

因此，慢性肾病患者一定需要合理控制饮食，避免听之任之，饮食不节；也同时避免过分严格，矫枉过正而造成营养不良。

表4-10　慢性肾病体重变化的可能性解释

肾病	体重增加	突然增加	水肿
		缓慢增加	营养状态改善
	体重下降	突然下降	消肿
		缓慢下降	营养不良

运动调养

古人云："流水不腐，户枢不蠹"，说的是"动"的益处。中医认为运动可使全身气机条达，血脉流通。肌肉在运动中变得发达有力，骨骼在运动中变得坚实。

运动有助于调节血压、血脂、血糖，减少慢性肾病发生的危险。长期运动可增加机体的抗氧化应激能力。水中运动可以减少轻中度肾衰竭患者的蛋白尿，提高肾小球滤过率，减少脂质过氧化反应的产物，增加还原型谷胱甘肽水平。合理的有氧运动对改善维持性血液透析患者的生理功能、心肺耐力以及生活质量均有一定的改善作用。

在肾病早期及体力正常的情况下，患者的运动量基本上可接近普通人。运动量太少，则效益不大；运动量太大可能加重肾的负担，如对于年龄大、肾功能明显下降或正接受透析的患者，便要减少运动量。所采取的运动方式也要注意，一般选择柔和的运动方式，如健步走，慢跑、八段锦、体操、游泳等。

剧烈运动导致肾病复发

患者，男，16岁。患者3年前感冒后患中耳炎，后尿液出现泡沫，检查24小时尿蛋白6.8g，进行肾组活检提示为膜增生性肾小球肾炎。经治疗，蛋白下降到每日0.15g，病情稳定。

2014年暑假因过度运动，多次参加羽毛球比赛，又临6月考试较劳累，后尿蛋白逐渐升高，检查尿蛋白定量为3.8g，遂前来就诊咨询。

[评述] 患者临床诊断为肾病综合征，病理诊断为膜增生性肾小球肾炎，经过中西医治疗，获得较好疗效。

此次复发是由于过度运动，劳累所伤诱发。

因此，对于慢性肾病经过治疗后缓解者，需要注意合理休息，不可过度劳累。过度劳累，除了工作劳累外，还包括过多的体育运动等。

慢性肾病的随诊

慢性肾病是长期病，需要长期合理专科随诊。在随诊过程中，要注意养成良好的个人生活习惯，如合理作息、避免生活不规律、注意合理饮食、心态平和以及居住生活环境的空气流通、适量运动等。

在随诊过程中要注意观察病情变化、并发症及合并症的出现，还要避免自行停药、不做检查，即使病情稳定，也需要进行随诊，定期复查相关指标。

对于慢性肾衰竭患者，随诊的频度应按其原发病、病情以及并发症的情况决定，如是否有高血压、心力衰竭以及残余肾功能恶化的速度等。

在不同的阶段随诊的频率不同，早期一般约每3个月到半年随诊1次，中晚期一般需要每1~3个月随诊1次，如有病情变化应随时就诊。

随诊过程中需注意的问题：

• 并发症

如尿毒症患者水肿加重，可能出现心衰、严重高血压、心包积液等；如慢性肾衰患者因为胃口差常并发电解质紊乱，如出现低钠血症、低血钾或高血钾等，需要抽血检查才能确定。

• 合并症

除了与肾病密切相关的疾病外，还要注意与肾病本身无直接相关的其他疾病。如一位患者长期肾病控制良好，蛋白尿常表现为阴性，但是患者有一段时间内出现低热，十分倦怠。由于患者没有咳嗽等症状，曾到很多医院就诊均未进行胸片检查，后来在门诊进行胸片检查发现为肺癌晚期，病人未能完成放疗及化疗疗程，病情已经恶化。

• 药物副作用

如使用激素容易出现骨质疏松、股骨头坏死等。一些患者长期使用激素治疗，病情控制良好，其后由于惧怕激素、免疫抑制剂等治疗的副作用，自行停药，结果造成病情反复，再治疗的难度增大。

• 治疗措施的并发症

如肾结石病人进行体外冲击波碎石治疗，该疗法对大多数肾结石患者有较好的效果，但是有的病人碎石后可能出现石阶形成，造成输尿管堵塞，在此基础上进一步引起肾积液和梗阻性肾病，时间久了就形成慢性肾衰竭。

重视预防措施能避免不良反应，例如病人在碎石后需要密切观察尿液排出小石块的情况，要在碎石后1周左右进行一次常规的肾、膀胱、输尿管超声波检查，此后仍需要注意复查。

一些患者经过治疗后病情稳定，甚至完全缓解，仍需要定期检查，以免复发，或疾病在隐匿状态，肾功能仍逐渐受损。

表4-11　慢性肾病的随诊目的

目的	说明
落实诊断	有的肾病早期表现不典型，无法进行早期诊断，但多数经过追踪，可得到明确诊断。如不进行随诊，个别患者到了晚期才发现，为时已晚
系统治疗	有些肾病患者诊断后却没有系统治疗，令病情继续发展；如果自行加药、停药等，都会影响整体预后
调整方案	肾病治疗过程不是一成不变的，药物需要根据具体情况进行适当调整
并发症与合并症的治疗	肾病所出现的合并症与并发症，可加重肾病进展，或出现危险，需及时观察及治疗
药物监测	肾病常需长期服药，这些药物可能有不良反应，有些反应十分严重，这都需长期随诊、观察以及处理
营养评估	肾病在饮食上限制较多，如饮食不合理很容易造成营养不良，在随诊过程中也需要进行营养评估

参考文献

[1] 张力辉，王绵，殷立新. 糖尿病及其并发症的临床用药. 北京：人民卫生出版社，2010.

[2] 叶任高. 肾病防治指南. 北京：人民卫生出版社，2000.

[3] 邓铁涛. 中国百年百名中医临床家丛书：邓铁涛. 北京：中国中医药出版社，2001.

[4] 朱良春. 中医临床家朱良春. 北京：中国中医药出版社，2001.

[5] 张喜奎，杜治琴，杜治宏. 杜雨茂肾病临床经验及实验研究. 西安：世界图书出版西安公司，1997.

[6] 杨月欣、王光亚、潘兴昌. 中国食物成分表（第一册）. 北京：北京大学医学出版社，2009.

[7] 王海燕. 肾病学. 北京：人民卫生出版社，1996.

[8] 中国营养学会. 中国居民膳食指南. 北京：人民卫生出版社，2016.

后 记

  医学是一门严谨的科学，同时也在不断地发展、更新；而人又由于体质不同，疾病本身更存在很多不确定性，临床上一些貌似简单的问题，实际上却可能十分复杂，均需要专业人士进行具体分析、判断。因此，对于患者朋友来说，书中所列举的任何见解，任何处方、药物，包括剂量等均为笔者或笔者所引用文章的作者的个人体会，均需要在专业人士的指导下实施或使用，切忌按图索骥、自行配药，以免差误。如果在阅读过程有任何意见，也非常欢迎随时批评指正。

徐大基

2016年9月